AF322453

MANUEL

DE

THÉRAPEUTIQUE GYNÉCOLOGIQUE

II

———

YGIÈNE DE LA FEMME

ET

THÉRAPEUTIQUE GÉNÉRALE

MANUEL

DE

THÉRAPEUTIQUE GYNÉCOLOGIQUE

Publié sous la direction de

M. Le Dr A. AUVARD

Accoucheur des hôpitaux

Premier volume
Indications thérapeutiques, par le Dr AUVARD.

Deuxième volume
Thérapeutique générale et Hygiène, par le Dr CAUBET

Troisième volume
Médication locale, par le D^r DE KERVILLY.

Quatrième volume
Opérations, par le Dr BERLIN.

Cinquième volume
Électricité, par le Dr TOUVENAINT.

Sixième volume
Massage, par le D^r D'HOTMAN DE VILLIERS.

Septième volume
Hydrothérapie et Eaux minérales, par le Dr OZENNE

Chaque ouvrage se vend séparément.
La collection complète est réunie dans un élégant carton.

MANUEL

DE

THÉRAPEUTIQUE GYNÉCOLOGIQUE

TOME II

YGIÈNE DE LA FEMME

ET

PEUTIQUE GÉNÉRALE

PAR

LE Dʳ EDMOND CAUBET

PARIS

RUEFF ET Cⁱᵉ, ÉDITEURS

106, BOULEVARD SAINT-GERMAIN, 106

1894

INTRODUCTION

L'hygiène de la femme et sa thérapeutique comprendront trois parties : 1° Hygiène ; 2° Médications générales ; 3° Maladies générales.

Dans la première partie, *Hygiène*, nous nous occuperons exclusivement de la femme dans les diverses périodes de sa vie, depuis l'enfance jusqu'à la vieillesse.

Dans la deuxième partie, *Médications générales*, le médecin trouvera pour chaque médication en particulier, dirigée contre tel ou tel symptôme, les médicaments dont l'usage est journalier et qui nous ont semblé produire, dans notre pratique, les meilleurs effets.

Enfin, dans la troisième partie, *Maladies générales*, nous donnerons le traitement des
quelques diathèses ou maladies générales, qui,
liées étroitement à quelques affections génitales, ont sur elles un retentissement notable
ou qui, inversement, sont influencées par ces
affections.

La connaissance de l'hygiène de la femme
est indispensable au gynécologue. C'est grâce
à elle qu'il pourra rendre sa médication effi-
cace : le traitement qu'il prescrira ne sera vé-
ritablement curatif qu'associé à des règles
sages et raisonnées concernant le régime alimentaire, les vêtements, les soins du corps.

Les médications générales sont également
importantes à connaître pour le gynécologue.
Il ne faut pas qu'il se contente de la médication locale, de faire un pansement ou de pratiquer une opération. Il aura à combattre la
douleur, la fièvre, etc., etc., et il doit savoir
quels sont les médicaments à prescrire pour
faire disparaître chacun de ces symptômes.

La tendance actuelle du chirurgien spécialiste est de délaisser cette médication générale pour se confiner strictement dans sa spécialité. Cela est regrettable et c'est contre cette pratique mauvaise que nous *avons voulu réagir*. Le gynécologue ne sera parfait que doublé d'un bon médecin, d'un thérapeute exercé.

Cette médication générale, trop délaissée à notre avis, rendra de très grands services dans la plupart des affections gynécologiques et nous ne doutons pas que nos lecteurs n'en comprennent toute l'importance.

Nous avons ajouté dans une troisième partie les *Maladies générales*, telles que le diabète, la phtisie, la scrofule, etc., etc. Avons-nous besoin d'en dire la raison ? Nous savons en effet que certaines maladies générales produisent des affections locales, et la sphère génitale de la femme est, parmi toutes, celle qui semble le plus prédisposée à leur localisation.

Les vulvo-vaginites ulcéreuse, gangreneuse, dysentérique, s'observent souvent dans les suites de dysenterie et des fièvres graves.

La vulvo-vaginite sénile est fréquemment sous la dépendance du diabète.

Les affections cutanées de la vulve, eczéma, psoriasis, proviennent ordinairement de l'arthritisme.

Les névralgies, le vaginisme, sont causés par un système nerveux facilement irritable.

C'est à dessein que l'hydrothérapie, l'électricité, les eaux minérales n'ont été que signalées parmi les adjuvants des médications. Chacun de ces précieux auxiliaires fait partie d'une étude distincte.

THÉRAPEUTIQUE GÉNÉRALE

PREMIÈRE PARTIE

HYGIÈNE

INTRODUCTION

Nous n'étudierons l'hygiène de la femme qu'à partir du moment où les sexes se différencient nettement, c'est-à-dire vers l'âge de six à sept ans.

Nous ne nous occuperons que très brièvement de l'enfant en bas âge : des livres spéciaux ont été écrits sur ce sujet. L'hygiène infantile s'occupe indifféremment du garçon et de la fille : le titre de notre ouvrage indique que nous n'aurons en vue que l'hygiène de la période *gynécologique* de la femme. Nous la prendrons vers l'âge de six ou sept ans, alors que la femme s'éveille déjà dans la petite fille et nous la suivrons dans ses diverses étapes, puberté, âge mûr, âge critique, depuis son aurore jusqu'à son déclin.

CHAPITRE PREMIER

HYGIÈNE DE L'ENFANCE

L'hygiène de l'enfance est à peu de chose près la même que celle de l'enfant que l'on vient de sevrer; pendant les années qui suivront le sevrage, son alimentation se modifiera peu à peu et deviendra plus substantielle. A mesure qu'il grandira, on fera entrer dans son régime quotidien les aliments variés de la vie ordinaire, c'est-à-dire : les viandes, les poissons, les légumes, sans abandonner le laitage ; mais, même dans cet ordre d'idées, on évitera ceux de ces aliments qui sont d'une digestion difficile, tels que : la charcuterie, sous ses diverses formes, les foies, le gibier, les langoustes et homards, les champignons, les sauces fortement épicées, les fromages, etc. Toute cette série d'aliments doit être défendue aux jeunes enfants au même titre que les pâtisseries et les sucreries.

En résumé, le problème de l'alimentation peut être résolu en ces termes : Ne donner que des mets sains, de bonne qualité, simplement préparés et faciles à digérer.

Mais cela ne suffit pas : pour que l'estomac fonctionne bien et sans fatigue, il ne faut pas le surcharger; on évitera donc avec soin de donner des repas trop copieux; mieux vaut les renouveler plus fréquemment et en petites quantités.

Les fruits ont un grand attrait pour l'enfant : il en est très gourmand et très avide : aussi nous nous garderons bien de les lui défendre ; il est bon qu'ils fassent partie de son alimentation, mais dans une juste mesure et avec un choix judicieux : quel que soit le fruit, il faut qu'il soit très mûr et de bonne qualité : on en donnera peu, très peu à la fois ; aussi il est sage, pendant les premières années de la vie, de faire prendre à l'enfant ses repas avant ceux de ses parents; il ne faut pas le mettre à table pour exciter sa gourmandise et lui refuser tel ou tel mets dont il aurait envie et qui ne peut que lui nuire. L'enfant, même dans un âge plus avancé, désire et demande avec insistance le plus souvent ce qu'on ne peut pas lui donner, ce qui lui serait nuisible.

Nous ne saurions donc trop insister sur la surveillance active et incessante que doivent exercer les parents sur la régularité des repas, le choix, la composition et la quantité des aliments à donner. Les domestiques, même les plus dévoués, ne peuvent pas les remplacer, parce qu'ils apportent avec eux, du fond de leurs campagnes, les vieilles routines, les préjugés dont ils sont imbus. A leurs yeux, pour que l'enfant grandisse et *profite*, il faut qu'il mange beaucoup et qu'il mange de tout. Mais c'est surtout sur la quantité qu'ils insistent et ils ne trouveront jamais qu'un enfant mange trop. C'est la cause la plus ordinaire des troubles d'estomac, des mauvaises digestions, des diarrhées, des irritations intestinales auxquelles l'enfance est si sujette. Que les parents y veillent donc avec le plus grand soin : les règles que nous préconisons préviendront tous ces désordres et feront des enfants robustes et vigoureux. Une bonne hygiène est le meilleur préservatif contre toutes ces maladies qui font tant de victimes.

Quatre repas seront donnés par jour : le premier déjeuner, le matin au réveil, se composera de lait ou de chocolat; le second, à midi, sera plus copieux ; à quatre heures, le *goûter*, à sept heures le dîner. Il est indispensable de donner des aliments très substantiels et en quantité graduellement plus considérable, surtout au second déjeuner; mais l'hygiène du jeune âge n'admet pas les mets fortement épicés ; elle repousse les combinaisons recherchées des cuisiniers.

Les enfants sont généralement très friands de ce que l'on appelle le *dessert ;* bien souvent ils mangent peu pendant le repas et ils se *réservent* pour ce dernier service : c'est une tendance très fréquente chez eux sans distinction de sexe, tendance nuisible à l'estomac et que les mères intelligentes devront surveiller. — Ici, comme dans toutes les questions qui touchent à l'alimentation, l'usage est bon, l'excès est à éviter. Le *dessert* est consacré par l'habitude ; c'est du superflu qui a cependant sa raison d'être, parce que, terminant le repas, il laisse dans la bouche une sensation fraîche et agréable ; mais il n'est qu'un accessoire, et il ne faut pas qu'il devienne l'aliment principal. Nous ne voyons donc aucun inconvénient à leur en donner, mais en quantité très mesurée. Ces desserts se composeront, suivant la saison, de fruits bien mûrs, ou secs, ou bien cuits dans leur jus avec une légère addition de sucre, de confitures et de gâteaux secs.

La boisson la meilleure pour la petite fille,

même plus tard pour la jeune fille et pour la femme, est la boisson que nous donne la nature, l'eau pure : c'est celle qui satisfait le mieux la soif : dans les grandes villes, elle est rarement bonne, et mieux vaut la couper avec du vin : c'est ce que nous conseillons aux mères de famille pour leurs enfants, l'eau rougie est la boisson la plus convenable aux repas. — Toutes les liqueurs sont défendues à l'enfance et même à l'adolescence, les femmes du reste les goûtent peu. L'usage du thé et du café ne convient nullement à l'enfant, ce sont des excitants du système nerveux qu'il faut éviter...

Nous terminerons ces conseils sur l'alimentation de l'enfance par une dernière recommandation très importante. Habituez les enfants à boire très modérément pendant les repas, et le moins possible en dehors des repas. Ce conseil s'adresse à tous les âges.

Comme nous l'avons dit plus haut, l'enfant devra faire quatre repas. Ces repas pourront être espacés de la façon suivante : le premier déjeuner à 8 heures du matin, aussitôt que l'enfant aura été lavé et habillé ; pour le premier déjeuner nous conseillons le lait avec du pain bien trempé ou du chocolat au lait ou à l'eau suivant les goûts.

Le second déjeuner aura lieu de 11 heures à midi. Nous avons dit que c'est le repas qui, pour l'enfant, devrait être le plus substantiel : les œufs, le poisson, les viandes grillées avec des pommes de terre en formeront le menu.

A 4 heures arrive ce que les enfants appellent le *goûter* : il doit être très simple et très léger : un morceau de pain avec un fruit ou une tablette de chocolat suffisent. — Enfin, vers 6 ou 7 heures au plus tard arrive le dîner, le dernier repas, qui devra être aussi assez léger pour être digéré facilement : un potage, un plat de viande rôtie, un peu de dessert ; l'enfant devra être couché peu après. Une trop grande quantité d'aliments entraînerait une digestion laborieuse qui troublerait le sommeil.

Les heures que nous venons d'indiquer ne

constituent pas une règle absolue dont on ne puisse s'écarter, mais il y a peu à les modifier : le dernier repas de la petite fille ne devra pas lui être donné au delà de 7 heures, mieux vaudrait même un peu plus tôt. Les habitudes parisiennes tendent à retarder le moment du dîner, les occupations des pères de famille ne les rendant libres que très tard ; nous conseillons, dans ce cas, de faire dîner les enfants seuls, avant leurs parents ; la mère assistera à ce dîner et le surveillera.

Quelles que soient les heures adoptées, la plus grande régularité devra être observée et les parents devront veiller avec le plus grand soin à ce que les enfants ne mangent absolument rien en dehors des heures fixées.

Il faut aussi éviter les stations chez les pâtissiers, c'est un des plus grands écueils de la santé de l'enfance et la cause la plus fréquente des indispositions de l'estomac et de tout le tube digestif ; les mères prudentes suivront rigoureusement ce conseil dont elles comprendront la sagesse : pas de gâteaux, pas de petits fours, pas de sucreries...

Les soins de propreté sont très importants pour la petite fille; sa mère les donnera elle-même autant que possible jusqu'à ce que l'enfant, devenue jeune fille, puisse les faire seule. Cette propreté doit être simple, mais minutieuse. Par simple, nous voulons dire que l'eau pure, tiède ou froide suivant la saison, doit en être l'unique auxiliaire.

Les parfums, les eaux dites de toilette, les compositions plus ou moins savantes des chimistes et des parfumeurs seront sévèrement proscrits; l'eau de Cologne seule, et dans de faibles proportions, pourra être employée dans un but de plus grande propreté.

La mère ne laissera pas ces soins entre les mains des domestiques qui n'en comprennent pas l'importance, et qui s'en acquittent toujours très incomplètement et très rapidement.

Il faut que la petite fille sache de bonne heure que la propreté rigoureuse du corps

est une des principales conditions d'une bonne
santé, que si minutieux que soient ces soins,
elle les accepte avec plaisir, et qu'elle en con-
tracte une habitude qu'elle continuera pendant
toute sa vie.

La toilette de la tête ne sera pas oubliée; dès
le plus jeune âge la petite fille sera peignée tous
les jours et longuement; non pas seulement
pour l'arrangement plus ou moins élégant de la
chevelure, mais surtout pour la propreté du cuir
chevelu qui devra être surveillé avec attention.

Dans ses promenades avec d'autres enfants,
dans les jeux, aux jardins publics, les petites
filles sont sujettes à contracter des parasites ou
des maladies auxquelles il faut porter immédiatement remède : la tête de l'enfant doit être
l'objet d'une surveillance constante et éclairée.
Pour les parasites, il est facile de s'en débarrasser rapidement, surtout au début; mais dès
qu'apparaîtra sur le cuir chevelu le moindre
symptôme de maladie, il ne faut pas hésiter à
consulter immédiatement le médecin.

Un sommeil calme et prolongé est aussi nécessaire que la nourriture ; dans les premières années de la vie, les enfants s'endorment dès que la nuit arrive et qu'ils ont pris leur dernier repas ; le plus souvent (nous en avons vu de nombreux exemples), ils s'endorment à table, et ce sommeil est si profond qu'on peut les déshabiller et les coucher sans qu'ils se réveillent. Mais lorsque la petite fille a sept ou huit ans, ce besoin est moins impérieux pour elle, elle aime à rester avec ses parents après le repas, à se coucher plus tard ; il faut réagir contre cette tendance et observer à ce sujet une règle absolue et sévère, dont on ne se départira pas un seul jour. Jusqu'à ce que la petite fille soit devenue une jeune fille et ait dépassé de quelques années l'époque dangereuse de la menstruation, les veillées sont mauvaises pour elle : elle doit être couchée à 9 heures environ. Aucune considération mondaine ou autre ne devrait apporter une seule exception à cette règle, et nous déplorons la faiblesse des parents qui. sous l'influence de tendres caresses, finissent par céder aux sollicitations de leurs filles, et retardent cette heure du coucher. C'est un des grands avantages des pensionnats, des couvents, de toutes les maisons d'éducation : la rigoureuse régularité des heures des repas, du coucher, du lever est un des principaux éléments de la bonne santé des enfants et des adolescents. Les parents qui élèvent leurs filles chez eux ne sauraient mieux faire que de suivre cette réglementation aussi sage que salutaire, et nous conseillons de la continuer bien au delà de la puberté.

Dans tout ce que nous venons de dire nous supposons que la petite fille, comme un jeune arbre bien soigné, pousse droite et robuste, d'une manière régulière et constante, sans complications et sans fatigue. Il n'en est malheureusement pas toujours ainsi. La croissance, surtout si elle est trop rapide, est une grande cause de malaises. Sous cette influence, le tempérament particulier de la petite fille se développe trop et amène la langueur, l'anémie, le manque d'appétit et tout le cortège des indispositions. Ici, l'hygiéniste s'efface et le médecin doit être appelé. Lui seul observera l'enfant dont il étudiera le tempérament particulier; il conseillera, suivant le cas, les toniques, les stimulants, les dépuratifs, etc., etc., en un mot les médicaments à longue portée qui ont pour but de modifier un état morbide, de corriger un tempérament trop exclusif.

L'hygiène aidera cette médication par la vie au grand air, dans les bois, à la campagne, par des promenades coupées de repos, par des jeux mouvementés et qui exercent les bras et les jambes, par des leçons quotidiennes de gymnastique dont les exercices variés facilitent le développement des membres, donnent de la souplesse aux articulations, de la force aux muscles, développent les organes de la respiration, activent la circulation. Mais ces jeux, ces exercices, ces courses, ces promenades doivent être dirigés avec intelligence et sa-

vamment gradués. Les mères seules y appor-
teront cette pondération indispensable au bien-
être à produire. Aussi leur conseillons-nous
d'assister à tous ces exercices et, si leur posi-
t'on sociale le leur permet, de ne jamais quitter
leurs filles, de les accompagner partout et, dès
leur plus jeune âge, de ne jamais les confier
aux soins des domestiques, même les plus sûrs
et les plus dévoués.

CHAPITRE II

HYGIÈNE DE LA JEUNE FILLE

Jusqu'à présent, dans le développement de nos règles d'hygiène, nous nous sommes servis de l'expression générale : *l'enfant*, qui s'applique aux deux sexes ; et, en effet, pendant le premier âge, jusqu'à ce que le costume les différencie, les soins, les précautions à prendre sont les mêmes pour le petit garçon et la petite fille. Mais, dès maintenant, nous allons abandonner celui-là, pour ne nous occuper que de celle-ci, de la future femme.

Le rôle de l'hygiéniste est simple et facile, tant qu'il n'a qu'à formuler les conseils qui feront du petit être qui vient de naître un enfant fort et robuste ; ce rôle devient plus complexe dès que l'intelligence s'éveille et qu'il faut compter avec elle, la surveiller et la diriger.

Cette hygiène morale, *l'éducation*, doit commencer de très bonne heure, surtout avec les petites filles plus précoces que les petits garçons. Elles sont plus curieuses, plus coquettes, plus gourmandes, et ces défauts, dont les conséquences portent une atteinte sérieuse à la santé, doivent exercer constamment l'attention de la mère, seule capable de les modifier et de les corriger.

La mère doit comprendre en effet qu'il est important de laisser ce jeune corps se développer à son aise et grandir sans entraves. C'est le but souhaité, et tout doit concourir à le réaliser. Les *vêtements* seront donc toujours larges, peu serrés à la taille et appropriés à la température. Le corset surtout, cet instrument de torture et de déformation, doit être sévèrement proscrit.

Il nous serait facile d'insister sur ce sujet, de décrire longuement toutes les maladies dont il est la cause primordiale, le cadre trop restreint de cet ouvrage ne nous le permet pas; nous nous bornerons à dire avec Menville de Ponsan, qu'employé avant la puberté, le corset comprime la base du thorax, déforme la taille et la poitrine, dont il empêche le développement, gêne les fonctions du foie et de l'estomac, s'oppose au libre jeu des poumons et du cœur, et est une des grandes causes des maladies chroniques de ces organes.

Après la puberté, le corset continue tous les effets qu'il a déjà commencé de produire. De plus, il s'oppose au libre développement des seins, à l'ampliation convenable du thorax; il favorise la prédisposition à la chlorose, aux palpitations, aux gastralgies et aux troubles divers de la menstruation.

Nous ne saurions donc trop recommander aux mères de famille de le supprimer dans le costume de leurs filles, et s'il faut absolument un soutien aux vêtements, de le remplacer par une ceinture, qui ne sera jamais serrée. Les mères doivent être assez sages pour éviter avec soin tout ce qui peut être pour leurs filles une cause d'indisposition ou de malaise et le corset n'est pas la seule habitude mauvaise que nous blâmons.

Il en est d'autres imposées par la mode : les vêtements sans manches ou à manches très courtes, qui laissent les bras nus, les corsages largement échancrés, qui mettent à découvert le cou et le haut de la poitrine, les robes trop courtes qui ne protègent pas les jambes. Cette façon d'habiller, il serait peut-être mieux de dire de déshabiller les petites filles, dans un but d'élégance et de coquetterie, est la grande cause de refroidissement des organes découverts ; de là des bronchites tenaces, des laryngites, des coliques intestinales et des entérites.

Il faut donc que les mères n'aient aucun souci de la mode et que, dans les divers costumes de leurs filles, elles n'aient d'autre préoccupation que de suivre les règles d'une hygiène bien entendue et sans exagération, d'après les indications de la saison, de la température, du tempérament particulier, de l'individualité. Il est évident que pour des enfants forts, robustes, solidement constitués, il est moins nécessaire de prendre des précautions que pour des jeunes filles faibles, délicates, prédisposées aux maladies des organes de la respiration ou de la nutrition.

En observant rigoureusement ces règles les jeunes filles seront bien préparées à franchir ce passage difficile de l'enfance à l'adolescence, à supporter cette épreuve pénible : la *menstruation*.

On trouvera la physiologie de cette fonction naturelle de la femme dans les ouvrages spéciaux. Le rôle de l'hygiéniste est ici bien important : il lui appartient de donner une série de conseils utiles au moment où cette fonction s'établit, c'est-à-dire à l'âge de la puberté.

Le flux menstruel n'arrive, pour la première fois, que lorsque la puberté est définitive et complète. Cette époque varie beaucoup, suivant le climat, les races, les classes de la société, le tempérament, la constitution, l'état de santé et le lieu d'habitation. En moyenne, cette époque varie entre 12 et 16 ans.

L'établissement de la menstruation ne se fait pas le plus souvent sans indispositions et sans malaises. A ce moment se développent des états anémiques et chloro-anémiques que le médecin combat par une médication appropriée. Mais il est nécessaire qu'un bon régime lui vienne en aide, et l'hygiène reprend ses droits.

Dès que la mère s'aperçoit que le corps de sa fille se développe et que le moment de la puberté approche, elle doit la surveiller et modifier, s'il est nécessaire, sa manière de vivre et le régime alimentaire. Nous avons recommandé déjà, dès l'enfance, des aliments sains et substantiels ; cette recommandation devient, pour cette période, plus absolue : les viandes rôties et saignantes, les œufs, le lait, les légumes verts feront seuls la base de l'alimentation : on s'abstiendra des féculents, ainsi que des acides et des crudités. Le vin, comme tonique et stimulant, entrera en plus grandes proportions dans la composition des boissons.

Les travaux de couture, les études intellectuelles, qui forcent les jeunes filles à rester longtemps assises, seront, sinon complètement abandonnés, du moins très restreints et remplacés avantageusement, pour l'évolution qui approche, par la vie au grand air, des promenades modérées, des jeux, des exercices de gymnastique qui développent et fortifient le corps.

Tout doit concourir à obtenir cet état de santé prospère, car dès que la jeune fille sera ainsi fortifiée et développée, la menstruation s'établira facilement, les règles apparaîtront spontanément et dans les conditions les plus normales.

Les précautions à prendre quand arrivent les *époques* et pendant l'évolution des règles sont nombreuses et d'ordres divers. Leur suppression subite peut occasionner des désordres assez graves ; il est donc utile d'indiquer aux jeunes filles et aux femmes les règles d'hygiène qu'elles doivent observer pendant cette période. Beaucoup de personnes croient que les soins de propreté particuliers aux organes génitaux doivent être suspendus pendant les règles et qu'il ne faut pas même changer de linge. C'est une exagération ; ces soins peuvent et même doivent être continués, à la condition d'employer de l'eau chaude. Il n'y a pas davantage d'inconvénient à changer de linge, comme le prétend un préjugé trop répandu, mais on le fera chauffer légèrement avant de s'habiller. Ce qu'il faut redouter c'est l'impression d'un refroidissement subit et intense, quelle qu'en soit la cause.

Le refroidissement du corps, les lavages à l'eau froide, l'ingestion des boissons glacées seront rigoureusement défendus pendant cette époque. Nous n'avons pas besoin de conseiller également l'abstention absolue des injections et des irrigations dont l'usage est beaucoup trop fréquent en temps ordinaire, mais qui devient pernicieux à ce moment-là. Il en sera de même des bains locaux ou généraux. Les femmes qui prennent des bains d'eaux minérales devront consulter leur médecin avant de les continuer pendant le flux menstruel.

Les impressions morales violentes sont aussi une cause de la suppression des règles, et il faut, autant que possible, ménager la sensibilité des jeunes filles et des femmes au moment de la menstruation. Cet état, bien que passager, les rend plus sensibles, plus irritables, plus nerveuses. C'est un instant critique pour elles, il faut donc les traiter avec beaucoup d'égards, leur éviter toute peine, tout chagrin, leur pardonner, comme à un enfant malade, un mouvement d'impatience, de mauvaise humeur ou un caprice et tout supporter jusqu'à ce que la fin de l'écoulement sanguin ramène l'équilibre et le calme.

Il faut également éviter les exercices violents et la fatigue qui en résulte; ils n'ont pas pour conséquence la suppression des règles, bien au contraire ils augmentent la perte de sang et peuvent occasionner des accidents. Nous conseillerons donc d'éviter les courses trop longues, les promenades prolongées, la danse, l'exercice du cheval, toutes les secousses violentes. Beaucoup de femmes du reste sont, à ce moment, obligées à garder l'immobilité, à rester couchées ; pour d'autres, au contraire, un peu d'exercice et de mouvement facilite l'écoulement sanguin ; la conduite à tenir sera donc facile à établir pour chaque femme qui saura très bien ce qui lui convient.

Il n'y a pas lieu, à notre avis, d'indiquer une modification au régime alimentaire de la jeune fille ou de la femme au moment des règles. Sans doute, sous cette influence, l'estomac ne supporte pas aussi facilement certains aliments ou certaines boissons, mais ici, comme pour la question du repos absolu ou d'un exercice modéré, l'idiosyncrasie particulière de chaque personne lui indiquera, beaucoup mieux que nous pourrions le faire, de quels aliments ou de quelles boissons elle doit s'abstenir pendant cette période.

Lorsque la jeune fille est complètement formée, et que l'époque de la menstruation approche, elle éprouve certains troubles qui n'échappent pas à l'œil vigilant de la mère. Celle-ci préviendra sa fille de ce qui va arriver, afin que l'écoulement sanguin ne la surprenne et ne l'effraie pas. Dès que ce flux menstruel a lieu, les troubles qui l'ont précédé disparaissent généralement.

La menstruation, après la première apparition des règles, n'est pas toujours régulièrement établie, reparaissant exactement tous les vingt-huit ou trente jours ; il est même rare qu'il en soit ainsi ; il y a, le plus ordinairement, des interruptions plus ou moins longues, pendant lesquelles on continuera à donner à la jeune fille les soins hygiéniques que nous avons énumérés. L'interruption durera plus ou moins longtemps, mais le moment arrivera où la fonc-

tion naturelle reparaîtra pour se régulariser
d'une manière définitive et à intervalles égaux
de vingt-huit ou de trente jours, jusqu'à ce
que la jeune fille, mariée et devenue femme,
trouvera la première cause de la suppression
de cette fonction, remplacée alors par une autre
fonction, la grossesse.

CHAPITRE III

HYGIÈNE DE LA FEMME

Les règles d'hygiène de la jeune fille seront continuées par la jeune femme; il n'y a pas à les modifier.

Le mariage est une émancipation pour elle; dans les usages français, la jeune fille, très retenue par ses parents, est privée de beaucoup de plaisirs mondains, et il est tout naturel, qu'aussitôt mariée, elle veuille tout voir, tout connaître, aller partout. Nous lui recommanderons d'apporter dans la recherche de ces nouveaux plaisirs la modération la plus grande. Elle doit avant tout éviter la fatigue et songer que la maternité est le but du mariage. Les fêtes, les bals, les veilles prolongées, la vie agitée et mouvementée sont un obstacle à la conception et peuvent facilement détruire un germe bien fragile au début.

Elle apportera dans sa toilette intime les mêmes soins de propreté et prendra, à ses époques, les mêmes sages précautions que nous avons recommandées aux jeunes filles. Mais il est un conseil qui ne s'adresse qu'à la femme et que nous croyons important de lui donner. Nous voulons parler de ses relations avec son mari au moment de sa menstruation. La femme, nous l'avons dit, « est à ce moment plus irritable, plus nerveuse »; il est prudent et sage de lui éviter une excitation des sens qui peut avoir des conséquences dangereuses. Nous conseillons donc l'abstention complète jusqu'à la fin de l'émission sanguine. — C'est précisément à ce moment, après les règles, que la réunion des deux sexes est le plus favorable à la conception.

Les jeunes époux doivent se conduire en toute chose de manière à ne pas entraver la fécondation de la jeune femme. Il faut surtout, pour cela, apporter une grande modération dans leurs plaisirs.

Pour la même raison, nous déconseillerons ce qu'on est convenu d'appeler le voyage de noces, en restant uniquement sur le terrain de l'hygiène. La jeune fille, dans le laps de temps qui a précédé le mariage, a éprouvé de nombreuses fatigues. Son système nerveux a été ébranlé par les émotions morales. Aussi faut-il ne pas ajouter d'autres fatigues, inséparables d'un voyage, à celles déjà ressenties. Une nouvelle période physiologique, la période génitale, commence pour elle; la jeune fille a fait place à la femme.

Le repos, le calme physique et moral sont nécessaires pour qu'elle franchisse sans accidents cette phase de sa vie gynécologique.

Le traumatisme déterminé par le cahot de la voiture ou du wagon, les promenades et les excursions trop longues, les rapports sexuels trop fréquents, sont le plus souvent la cause des avortements, et, par suite, de la génitalite (métrite, salpingite, ovarite, etc.).

CHAPITRE IV

HYGIÈNE DE LA FEMME ENCEINTE

Bien que nous ne nous occupions que de gynécologie, il nous a semblé que nous devions traiter l'hygiène de la femme enceinte. La plupart des maladies des femmes, métrites, salpingo-ovarites, prolapsus utérins, proviennent, en effet, dans un grand nombre de cas, des soins mal donnés pendant la puerpéralité.

Aussi la femme enceinte devra-t-elle, plus que toute autre, suivre rigoureusement les principes hygiéniques dont le rôle est si important pendant le *post partum*.

Les progrès de la chirurgie moderne, antiseptique, ont fait table rase des préjugés anciens, qui ne reposaient que sur la routine et l'ignorance.

La grossesse n'est pas une maladie ; prélude d'une fonction naturelle, c'est un état aussi naturel que cette fonction elle-même ; mais, par les modifications que cet état entraîne dans l'organisation et dans l'économie de la femme, il la prédispose à de nombreuses incommodités ; il en fait un terrain admirablement préparé pour le développement d'accidents et de maladies qu'il est bon de connaître, et qu'une hygiène convenablement réglée a l'avantage de prévenir ou de faire disparaître.

Et, tout d'abord, il nous paraît nécessaire de faire justice de ce préjugé si répandu, même dans les classes élevées de la société, que la femme enceinte est, pendant toute la période de la gestation, indemne de toute maladie ; cela n'est malheureusement pas vrai : les statistiques médicales le prouvent surabondamment.

Ainsi, dans les épidémies de choléra qui ont,

à diverses époques, sévi sur la France, les femmes enceintes n'ont pas été épargnées; les fièvres éruptives, rougeole, variole, scarlatine, paraissent même plus graves chez elles que chez les autres sujets. La fièvre typhoïde seule est rarement observée pendant la grossesse, et ne paraît pas recevoir de cette coïncidence une influence fâcheuse, mais elle se manifeste assez souvent pendant les suites de couches. (Menville de Ponsan).

La grossesse n'enraie pas davantage, comme on l'a cru, la marche de la phtisie pulmonaire; le travail de la tuberculisation continue lentement et insidieusement son cours, bientôt développé et rapidement accéléré par l'accouchement, ses fatigues et le *post partum*.

La femme enceinte est donc soumise aux mêmes règles d'hygiène que nous avons indiquées dans les chapitres précédents; elle a, de plus, à modifier son genre de vie pour atteindre sûrement le but qu'elle doit avoir toujours présent à l'esprit : ne rien faire qui puisse nuire au développement de l'enfant, et arriver sans accidents au terme de la grossesse.

Nous allons examiner successivement quelles sont les modifications que la femme enceinte devra apporter dans sa manière de vivre, ses habitudes, son régime alimentaire, ses vêtements, quelles précautions hygiéniques particulières elle aura à prendre.

Un air pur, cette condition si essentielle pour tous, l'est encore bien plus pour elle à ce moment que dans toutes les autres périodes de son existence; elle doit être placée dans un milieu aussi salubre que possible; il lui faut un air très pur, exempt de tout miasme, de toute émanation nuisible, en grande quantité et facilement renouvelable. C'est, nous le savons, un *desideratum* difficile à réaliser complètement, surtout dans les grandes villes, car il dépend de la fortune, de la position sociale, des obligations professionnelles : sous ce rapport, les femmes qui habitent la campagne, dans un pays sain, ont un grand avantage sur les habitantes des grandes villes ; mais on peut suppléer en partie à cet inconvénient en conseillant aux femmes enceintes de sortir toutes les fois que les circonstances atmosphériques le permettront, et d'aller chercher cet air salubre dans les grandes promenades, dans les grands jardins publics.

Comme conséquence toute naturelle de ce qui précède, nous proscrivons les théâtres, les fêtes, les bals, les grands dîners longuement prolongés, en un mot toutes les réunions nombreuses où l'on ne respire qu'un air vicié et surchauffé.

L'observation nous montre que, dans l'état de gestation, les femelles des animaux se fatiguent vite, sont peu disposées au travail, à la marche, et aspirent le plus souvent au repos ; c'est une loi naturelle à laquelle n'échappent pas les femmes même les plus vives et les plus alertes d'habitude. Enceintes, elles deviennent paresseuses, nonchalantes ; les indispositions, les malaises qui accompagnent presque toujours le commencement de la grossesse, leur rendent tout mouvement désagréable et pénible; elles ne demandent qu'à rester tranquilles, qu'à ne pas bouger. Ces indispositions, ces malaises du début disparaissent généralement au quatrième mois; la santé devenant meilleure, la nonchalance diminue, l'exercice, l'action deviennent plus faciles, le repos absolu moins nécessaire, mais ces dispositions favorables ne sont pas de longue durée; dès le sixième mois la fatigue recommence, le poids de l'enfant devient de plus en plus lourd; les insomnies si fréquentes à cette époque appellent dans le jour le repos et le sommeil; tout concourt à augmenter la propension naturelle à l'inaction. Et cependant, du début à la fin de la grossesse, un exercice journalier, la marche pendant deux heures environ, sont indispensables, à la condition toutefois que cette marche soit coupée par de fréquents repos et exempte de fatigue.

Nous engagerons donc la femme enceinte à

continuer à vaquer aux soins de son intérieur, comme elle le faisait précédemment, à sortir, à marcher tant qu'elle le pourra sans se fatiguer. Mais elle doit éviter les exercices violents, la danse, les jeux qui exigent des mouvements rapides et brusques: l'équitation également est dangereuse et il vaut mieux s'en abstenir, bien que certaines personnes, qui en ont l'habitude, aient pu monter à cheval sans inconvénient, même à une époque assez avancée de la grossesse.

La promenade en voiture peut être conseillée, à la condition toutefois qu'elle ait lieu dans une voiture bien suspendue, et sur une route bien entretenue, où les cahots et les secousses violentes ne soient pas à craindre.

Nous ne défendrons pas d'une manière absolue les voyages en mer et en chemin de fer; les grossesses normales les supportent le plus souvent sans accidents. « Toutefois, chez les primigestes dont on ignore la tolérance utérine, et chez toute femme dont l'évolution de la gros-

sesse présentera quelque irrégularité, il sera
prudent d'empêcher les longs trajets ; d'une
façon générale les grands voyages devront être
déconseillés pendant la grossesse à moins d'absolue nécessité. » (Auvard.)

Dans son intérieur, la femme enceinte évitera
toutes les occupations qui l'obligeraient à tenir
les bras en l'air, à rester longtemps debout à la
même place, les ouvrages de couture ou de bro-
derie prolongés, le maniement des machines à
coudre, etc., etc. ; l'intelligence et le bon sens
des femmes suppléeront à tout ce que nous ne
pouvons énumérer dans cette étude et que deux
mots peuvent résumer : *exercice modéré et nulle
fatigue.* — C'est le moyen le plus certain d'é-
viter les hémorragies, les avortements, les accouchements prématurés.

Ces règles d'hygiène, utiles à tous les moments
de la grossesse, doivent être observées avec
beaucoup plus de soins aux époques où la
menstruation avait lieu précédemment : au
troisième mois, où l'avortement est le plus fré-

quent, et enfin entre le septième et le huitième mois, époque des accouchements prématurés.

Un sommeil paisible et calme, le seul qui repose, est indispensable à la femme enceinte ; elle évitera donc les théâtres, les concerts, les réunions, tout ce qui peut servir de prétexte aux veillées prolongées et aux excitations nerveuses qui les accompagnent toujours ; elle se couchera de bonne heure, deux ou trois heures au plus tard, après le repas du soir. Le lit ne doit être ni trop mou, ni trop chaud ; on devra donc proscrire les matelas de plumes, ouatés et édredons ; les lits trop moelleux ou trop chauds, nuisibles à tout le monde, le sont encore bien plus pour la gestante, parce qu'ils donnent de l'agitation, prédisposent aux hémorragies, et provoquent des transpirations abondantes qui fatiguent et affaiblissent. — Enfin, le lit devra être placé, non pas dans une alcôve où l'air difficilement renouvelé arrive avec peine, mais bien dans une chambre vaste, haute, et bien aérée.

La femme, pendant la grossesse, devient plus impressionnable, plus nerveuse encore ; sa sensibilité augmente outre mesure, et il ne dépend pas d'elle qu'il en soit autrement ; son imagination s'exalte, un rien la trouble, l'irrite ou l'effraie. Les personnes qui l'entourent la traiteront avec beaucoup de douceur et de grands ménagements et lui éviteront les contrariétés, les discussions, les conversations sur des sujets tristes ou qui lui sont désagréables : si l'on est forcé de lui annoncer quelque mauvaise nouvelle, on doit le faire avec de grandes précautions et jamais brusquement : il en serait de même d'une nouvelle qui pourrait provoquer une joie immodérée ; toutes les émotions violentes, quelle que soit leur nature, pouvant amener un accouchement immédiat, des accidents nerveux très graves, des troubles mêmes dans l'état mental. Le même résultat peut être occasionné par une grande frayeur, par la vue d'un tableau ou d'un fait répugnant et horrible : il faut donc écarter autant que possible tout ce qui peut produire sur ses sens ou sur son esprit une impression désagréable. Si elle a des craintes sur son accouchement, si elle en redoute les suites, qu'elle croit devoir lui être funestes, on calmera ses craintes par des raisonnements appropriés, et ne pas se lasser de les renouveler sans cesse sous des formes diverses; c'est en ce moment une malade d'esprit et de corps qu'il faut traiter avec une patience et une douceur inaltérables, avec toutes les précautions minutieuses et intelligentes que son état *intéressant* doit suggérer à son entourage.

Nous venons de signaler le danger des excitations nerveuses; il en est une, excessive entre toutes, que nous ne saurions oublier : les rapprochements sexuels pendant la grossesse. Hippocrate et les anciens, sauf Aristote peut-être, les considéraient comme nuisibles et les condamnaient. La médecine moderne partage cette opinion : des observations multipliées démontrent en effet d'une manière évidente que, chez les jeunes mariées, l'abus des plaisirs

vénériens est la cause la plus fréquente des avortements. Devons-nous en conclure qu'il faut les
défendre absolument? Dans la nature, la femelle
qui a conçu repousse le mâle; chez tous les peu-
ples qui ont pour base de leur religion la poly-
gamie, la femme reconnue enceinte est immédiatement délaissée par son mari, nous allions
dire par son maître. Devons-nous conseiller la
même abstention? Nous répondrions sans hésiter
oui, si elle était possible; mais ce serait peut-être
bien sévère, et il nous paraît plus pratique de
recommander une abstention à peu près complète pour les premiers mois et ensuite la plus
grande modération. Ce sujet a été traité même
par des poètes et nous ne résisterons pas à la
satisfaction de citer quatre vers qui résument
très poétiquement notre opinion :

> Pour conserver le fruit de vos premiers plaisirs,
> Réprimez désormais vos amoureux désirs.
> Au feu qui vit en vous un nouveau feu peut nuire.
> Et ce qu'Amour a fait, Amour peut le détruire.

Nous conseillons donc la plus grande modération, dans les grossesses normales, surtout aux époques de la menstruation avant la conception; mais chez les femmes prédisposées à l'avortement, tout rapprochement sexuel devra être interdit. Il sera prudent de recommander, d'exiger au besoin, que la femme couche seule; deux lits dans la même chambre ou deux chambres séparées seront le plus sûr moyen d'éviter les excitations génésiques et de donner à la gestante le sommeil calme et profond indispensable au développement normal de l'utérus.

Une modification importante doit être apportée par la femme, dès qu'elle se sait enceinte, dans ses vêtements et ses ajustements. Elle ne doit pas oublier que la grossesse, bien que fonction naturelle, n'en est pas moins un état maladif qui la prédispose à mal supporter les variations brusques de la température et les intempéries des saisons. Dans cet état de faiblesse relative, de malaises subits, d'indispositions fréquentes, la puissance de réaction diminue; la gestante est plus sensible que d'habitude au froid, à l'humidité, aux courants d'air. C'est une raison pour elle de fuir les grands diners, les bals, les soirées, toutes les réunions où les femmes assistent les bras nus, les épaules et la poitrine en partie découvertes, ou simplement voilées par des dentelles ou des gazes légères. Bien au contraire, elle devra adopter les étoffes chaudes et les vêtements larges, qui assurent le jeu régulier des poumons, dans lesquels la poitrine respire à l'aise. Recommander des vêtements larges, qui ne serrent pas la taille, c'est indiquer comme nécessaire la suppression du corset, et la conseiller dès que la grossesse s'affirme, qu'elle n'est plus douteuse.

Le corset, en effet, est nuisible à tous égards, pour la femme enceinte. Chez les Grecs et chez les Romains, des lois spéciales ordonnaient aux femmes enceintes de porter des habillements larges, afin que rien ne vînt mettre obstacle au développement de l'enfant dans le sein de la mère. Le mot *enceinte* vient du latin et veut dire *sans ceinture*.

Le corset et tous les vêtements étroits qui serrent la taille et la poitrine, sont une gêne pour la circulation; ils empêchent la poitrine de respirer librement; ils sont pour l'utérus une barrière qui nuit à son développement et à son mouvement ascensionnel, ils compriment les seins et les mamelons au moment où ceux-ci commencent à augmenter de volume et s'apprêtent au rôle important qu'ils seront bientôt appelés à remplir; ils sont enfin une cause incessante de digestions difficiles et de toutes les gastralgies qui en dérivent. Nous ne saurions donc trop insister sur l'absolue nécessité de supprimer le corset et de ne plus étreindre la taille au moins à partir du quatrième mois, c'est-à-dire au moment où l'utérus commence à s'élever au-dessus du bassin.

On peut remplacer, au besoin, le corset ordinaire, que nous proscrivons, par l'usage de *corsets de grossesse*, ceintures abdominales élas-

tiques qui laissent les seins libres de se développer à l'aise, qui ne compriment pas l'utérus,
mais le soutiennent et l'empêchent de se porter trop fortement en avant.

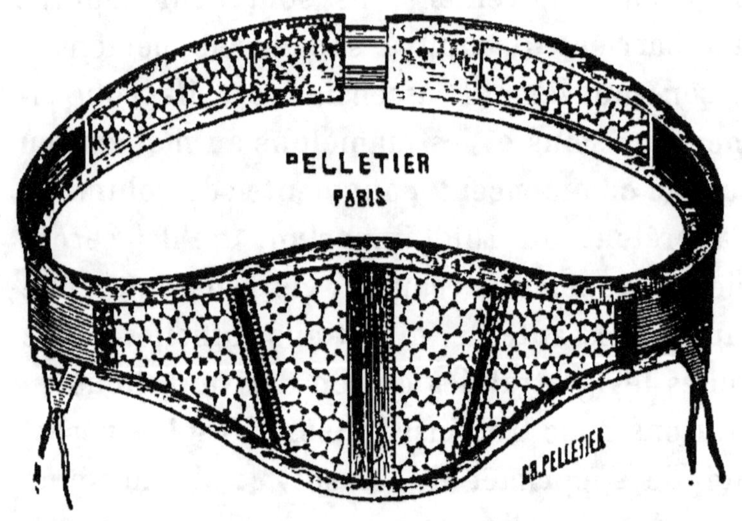

La ceinture abdominale dont la forme générale est représentée par la figure ci-dessus
se compose d'un tissu à mailles, léger, bordé
à ses extrémités par un tissu plus résistant et

maintenu à l'état de tension par des baleines verticales et obliques.

Cette ceinture se fixe en arrière à l'aide de deux boucles. Deux sous-cuisses ou mieux deux liens élastiques se fixant aux bas (jarretelles) l'empêchent de glisser de bas en haut.

Tout ce qui serre doit être proscrit, nous le répétons avec insistance; il sera donc utile, au moins vers la fin de la grossesse, de n'apporter aucune entrave à la circulation des membres inférieurs, exposés aux varices et à l'œdème, et par conséquent de supprimer les jarretières; les bas seront maintenus à l'aide de cordons fixés à la ceinture, appelés *jarretelles*.

Dans le même ordre d'idée et pour les mêmes motifs, nous conseillerons les chaussures larges, à talon bas. Les souliers qui serrent le pied, à talon haut et oblique, sont sans doute beaucoup plus gracieux, mais ils gênent la circulation du sang, nuisent à la sécurité de la marche et exposent à des chutes très dangereuses pour les gestantes.

La femme enceinte. se doit tout entière à la mission qui lui est momentanément confiée, elle rejettera bien loin toutes les suggestions de la coquetterie, même la plus permise.

Les vêtements seront plus ou moins chauds suivant la saison : ils seront toujours appropriés à la température pour mettre la gestante à l'abri des refroidissements : vers la fin de la grossesse, alors que l'abdomen proéminent soulève les robes et les jupons, les femmes, qui n'en ont pas l'habitude, doivent adopter l'usage du pantalon ou du caleçon, en laine, flanelle, toile ou coton, d'après la saison et les indications thermométriques.

Il n'y a pas lieu d'apporter de grandes modifications au régime alimentaire habituel, à la condition cependant de ne jamais enfreindre les règles fondamentales de l'hygiène générale qui conseillent un usage modéré et jamais d'abus.

Dans les débuts de la grossesse, l'estomac a des caprices ; on a vu souvent des femmes repousser avec répugnance des aliments qu'elles mangeaient auparavant avec plaisir, ou se jeter avidement sur des mets dédaignés jusqu'alors; il n'y a pas de motif de contrarier ces fantaisies, ces *envies*, suivant le mot consacré, tant qu'elles n'ont pas pour objets des substances nuisibles.

Lorsque la grossesse est plus avancée, l'appétit se régularise et devient plus actif. C'est alors surtout qu'il faut rappeler les conseils de modération et de prudence, et condamner cette sentence vulgaire, si répandue, que la femme enceinte doit manger pour deux. Il faut au contraire lui conseiller de ne jamais forcer son appétit, de manger souvent et peu à la fois, afin que les digestions soient faciles et promptes.

« En fait d'aliments, dit le docteur Capuron, que la femme grosse consulte son goût, son appétit, son habitude; ici, point de jeûne ni d'abstinence : qu'on bannisse de sa table, autant qu'on pourra, les substances rances, salées, fumées ou fortement assaisonnées, qui sont trop échauffantes ; les boissons à la glace, qui peuvent causer des coliques et l'avortement ; la salade, les fruits verts, et en général les crudités, qui donnent des aigreurs d'estomac. Un pain léger, des viandes nourrissantes, telles que celles de bœuf, de mouton, de veau, d'agneau, de volaille, de poulet, de poule, de chapon, de perdrix, de pigeon, rôties ou bouillies, des potages avec de bons légumes, des œufs frais, des poissons de rivière ou d'eau courante, pourvu qu'ils ne soient pas salés, ni trop anciens, un bon vin vieux, mais suffisamment étendu d'eau, voilà ce qui doit faire la principale nourriture pendant la grossesse. »

Ces conseils sont d'une sagesse évidente, et nous recommandons aux femmes enceintes de s'y conformer exactement.

L'état de gestation modifie d'une manière considérable les fonctions de l'estomac, sa susceptibilité comme aussi sa tolérance : l'observation nous montre des gestantes, et il est bon qu'elles le sachent pour n'en être ni surprises ni effrayées, manger impunément des substances très indigestes, et, par une réciproque pour ainsi dire mathématique, ne pouvoir supporter les aliments les plus légers et les plus sains, et en être sérieusement incommodées.

Nous appliquerons, pour les boissons, les mêmes règles de modération et de prudence. La boisson qui convient le mieux à la femme enceinte est l'eau pure ou additionnée d'un peu de vin vieux : les vins purs, les vins de dessert, les spiritueux, les liqueurs devront lui être défendus, parce qu'ils tendent à réveiller promptement l'irritabilité nerveuse, à laquelle elle est déjà si sujette, et qui est toujours chez elle à l'état latent. Il en est de même du thé et du café, à moins qu'une longue habitude les ait rendus tolérables à la gestante, et que l'expérience ait montré que, même dans cet état, elle peut continuer à en user sans inconvénient.

Le chocolat cuit à l'eau ou au lait est généralement bien supporté pendant la grossesse et constitue un excellent aliment.

Après chaque repas un repos absolu est nécessaire, la femme enceinte ne devra donc se livrer à ses occupations, à ses études, à ses lectures même, qu'après le temps de la première digestion.

Nous avons donné le conseil de satisfaire, autant qu'on le peut, les *envies* des femmes grosses. Mais il est bon que l'on sache qu'il n'y a aucun inconvénient, ni pour la mère, ni pour l'enfant, à ne pas le faire, lorsque les circonstances s'y opposent, lorsque, pour une cause quelconque, il n'est pas possible de se procurer l'aliment désiré.

Cette croyance que, dans ce cas, l'enfant aurait sur le corps une tache, reproduction plus ou moins fidèle de l'objet désiré, est une erreur qui a fait son temps; les progrès de la science, les travaux modernes sur le développement de l'œuf et du fœtus en ont démontré l'absurdité; il faut que les personnes éclairées aident le médecin à réagir contre ce préjugé, et à calmer l'imagination des gestantes, toujours prête à s'émanciper et à s'envoler au delà des limites de la raison et du bon sens. L'entourage de la future jeune mère, ses parents, ses amis, doivent donc veiller sur elle avec le plus grand soin, apaiser ses craintes par de sages raisonnements, souvent répétés avec calme et patience, et arriver à lui persuader qu'en suivant avec exactitude et persévérance les conseils que nous donnons ici, elle aura un accouchement heureux et facile, et mettra au monde un enfant robuste et bien constitué.

Les soins de propreté, que nous avons conseillés à la jeune femme, seront les mêmes pendant la grossesse. Si la gestante avait précédemment l'habitude d'employer l'eau froide pour ses ablutions sur le visage, sur tout le corps et sur les parties génitales, elle pourra continuer à s'en servir, mais nous préférons l'usage de l'eau dégourdie, surtout pendant l'hiver.

La toilette des organes génitaux est indispensable. « Mais, les *injections vaginales* doivent

être proscrites, avant les quinze derniers jours
de la grossesse, à cause des traumatismes que
peut exercer sur le col la mauvaise direction
de la canule, ou le jet trop violent du liquide.
Ces injections toutefois seront nécessaires dans
certains cas que saura apprécier l'accoucheur,
quand il existe par exemple de la vaginite; il
faudra alors les prescrire pendant le dernier
ou les deux derniers mois de la gestation. —
Pendant les quinze derniers jours de la grossesse, il est bon, au point de vue antiseptique,
de faire prendre à la gestante une injection
quotidienne, avec une solution de bichlorure de
mercure au 1/4000; il sera, de plus, salutaire
de pratiquer soi-même pendant ce laps de
temps un ou deux lavages du vagin et du col
avec un doigtier irrigateur, ou en complétant le
lavage ordinaire par des frictions exercées avec
un ou deux doigts. Cette toilette sera précédée
par un savonnage vulvaire. » (AUVARD, *Traité
d'accouchements*.)

Les *bains de pieds* chauds sont dangereux,

parce qu'ils amènent un mouvement brusque du sang vers les extrémités inférieures; ils seront défendus; nous conseillerons simplement un lavage rapide à l'eau tiède ou simplement dégourdie.

Les *bains de mer* et les *bains de rivière*, pendant la saison chaude, peuvent être admis, à la condition qu'ils soient très courts, pour éviter la fatigue, que la grossesse soit normale, et qu'il n'en résulte pas un accroissement de nervosité.

Les *bains chauds* sont favorables, bien que la femme de la campagne accouche facilement sans en avoir jamais pris : ils sont relâchants et débilitants, ils seront donc très courts, un quart d'heure au plus, et à la température de 30 à 35° au maximum. Bimensuels pendant la grossesse, on pourra en prendre un tous les huit jours pendant le dernier mois. Dans la saison froide prendre toutes les précautions nécessaires pour éviter tout refroidissement à la sortie du bain.

Malgré les nombreux partisans de l'hydrothérapie, nous ne la tolérerons que dans un seul cas, celui où la gestante en a l'habitude et la pratique depuis longtemps déjà. C'est une médication trop énergique pour que nous puissions conseiller de la commencer pendant le cours même de la grossesse.

Les femmes enceintes, sont en général constipées; cette disposition naturelle entraîne l'encombrement de l'intestin, et des efforts violents au moment des selles : nous la combattrons par les laxatifs buccaux et rectaux.

Les laxatifs buccaux que l'on peut prendre sans inconvénient sont : la rhubarbe, la magnésie, la cascara sagrada, et les eaux de Rubinat, Hunyadi-Janos, etc., etc.

Les laxatifs rectaux sont les lavements émollients, avec de l'huile, de la glycérine ou du miel : frais, ils sont plus inoffensifs que chauds.

Les purgatifs énergiques sont dangereux, ils peuvent être une cause d'avortement par les contractions utérines qu'ils provoquent; les purgatifs légers n'amènent pas cet accident, mais mieux vaut encore s'en abstenir, s'ils ne sont pas absolument nécessaires.

Les vomitifs seront rigoureusement défendus.

Les coliques intestinales et la diarrhée seront combattues par les moyens habituels; le laudanum et le sous-nitrate de bismuth sont bien supportés et peuvent être donnés sans hésitation.

Les *seins* doivent être l'objet de soins tout particuliers; il faut les préparer à leur mission future; nous avons déjà recommandé les vêtements larges qui permettent à la glande mammaire de se développer sans entrave, mais il y a d'autres précautions à prendre si la jeune mère doit nourrir son enfant; chez la primipare, en effet, les bouts des seins, les mamelons, sont rarement assez bien formés pour que l'enfant puisse immédiatement téter avec facilité; il faut, pour ainsi dire, les aguerrir et faire leur éducation.

Les précautions à prendre en vue de l'allaitement sont celles-ci : « Pendant tout le dernier mois, ordonner des lotions quotidiennes sur le mamelon avec de l'eau-de-vie ; ne pas se contenter du simple contact de l'alcool, mais frotter toute la surface du mamelon et surtout la base, de manière à enlever ses coagula soit de matière sébacée, soit de colostrum, et à fortifier la peau par ce léger massage.

« Durant les quinze derniers jours, faire sur le mamelon des aspirations quotidiennes avec une téterelle biaspiratrice ; on impose ainsi au bout de sein une sorte d'éducation, qui le prépare d'avance à la succion de l'enfant.

« Ces différents moyens ne doivent être employés que dans le dernier mois, car ils exposent parfois à l'accouchement prématuré, dont l'inconvénient serait relativement faible s'il survenait pendant les trente ou surtout les quinze derniers jours. » (AUVARD, *Traité d'accouchement.*)

CHAPITRE V

HYGIÈNE DE LA FEMME PENDANT LE TRAVAIL

Nous aurons peu de choses à dire sur l'hygiène de la femme au moment de l'enfantement; nous donnerons simplement quelques conseils pratiques dans le but de la mettre dans les conditions les plus favorables à l'acte qui va s'accomplir.

La pièce dans laquelle se fera l'accouchement sera la chambre même que devra habiter la parturiente jusqu'à la fin de ses couches; il faut, autant que possible, que cette chambre soit vaste, bien aérée, éloignée de tout bruit, qu'elle puisse être chauffée de manière à y maintenir une température modérée, environ 18°, pour

éviter que la femme, qui est en partie décou-
verte, à certains moments, soit exposée à un
refroidissement... Il faut, de plus, débarrasser
cette chambre de tout ce qui y serait encom-
brant ou gênant, et des tentures inutiles.

« Autrefois on se servait d'un lit spécial, *lit
de misère, lit de travail*, qui d'habitude n'était
autre chose qu'un lit de sangle; ce lit spécial
est en général abandonné, à cause de l'exiguïté
des appartements des villes, et aussi pour éviter
de transporter la femme délivrée, ce qui
l'expose aux hémorragies et aux syncopes.
D'autre part, le lit ordinaire est bien plus spa-
cieux et commode pour l'accouchement, et
avec la garniture, qui va être indiquée, ne
risque en aucune façon d'être détérioré.

« On place sur le drap recouvrant le matelas
un imperméable, toile cirée ou en caoutchouc,
ayant la largeur transversale du lit, et longue
de 1^m,50 environ; au-dessus un drap plié en
deux ou en quatre. Puis un nouvel imperméable,
soit toile analogue à la première, soit deux ou

trois doubles de papier d'emballage (papier goudronné) ou simplement des journaux en assez grand nombre; enfin un drap plié en deux ou quatre. comme le précédent. Ces draps seront fixés au matelas à l'aide d'épingles de nourrice. La première garniture sera enlevée après la délivrance, et la seconde laissée pendant le *post partum*. On se contente de changer le drap qui recouvre la toile cirée quand il est souillé. » (AUVARD, *Traité d'accouchement.*)

Dès que les premiers symptômes indiqueront que l'accouchement va se faire, toutes ces dispositions seront prises. On apportera dans la chambre les objets de toilette et les médicaments ordonnés, à l'avance, par le médecin, et nécessaires à la mère et à l'enfant. La femme elle-même se vêtira en conséquence d'une robe de chambre large, plus ou moins chaude suivant la saison; aucun jupon, aucun ajustement quel qu'il soit serré à la taille; il faut un vêtement chaud, mais flottant, sans ceinture, qui ne serre nulle part; afin qu'il n'y ait aucune gêne dans la circulation, et que si les efforts violents de la parturiente amènent des congestions momentanées, ces congestions cessent immédiatement avec l'effort qui les a produites.

Une précaution utile est à recommander à la jeune femme; celle de se coiffer tout de suite comme elle a l'habitude de le faire avant de se coucher; cette coiffure devra être simple, sans ornement d'aucune sorte, avec le moins d'épingles possible, mais cependant assez solide pour être conservée assez longtemps sans y toucher; car il ne sera permis à l'accouchée d'être coiffée et peignée à nouveau que huit jours après. Tout ce qui peut la fatiguer doit être évité avec le plus grand soin.

Il est nécessaire, dès le début du travail, de débarrasser l'intestin des matières qu'il contient, pour des motifs de propreté d'abord, et puis pour faciliter le passage du fœtus dans le canal pelvien; pour cela, on fera administrer un lavement ordinaire ou un lavement glycériné..

Enfin on ne permettra l'accès de la chambre où se fait l'accouchement qu'à un très petit nombre de personnes, à celles qui sont strictement nécessaires à l'accoucheur pour l'aider, soit matériellement, soit moralement. On ne devra pas oublier qu'au moment des grandes douleurs, les efforts violents, les mouvements désordonnés de la parturiente l'exposent à se découvrir, sans qu'elle en ait conscience : rien ne doit alors la gêner ni effaroucher sa pudeur. On ne laissera donc autour d'elle que les personnes qu'elle désire voir et qu'elle aime. Le devoir de ces personnes sera de la soutenir, de l'encourager, de lui sourire même, et surtout de bien maîtriser leurs impressions, car elle épiera leurs visages, tâchera de lire leurs pensées, de deviner leurs craintes ou leur confiance sur la marche de l'accouchement et le résultat final.

La durée du travail n'est pas assez longue pour que la femme ait besoin, dans cet intervalle, de prendre des aliments quels qu'ils soient ; elle souffre du reste trop pour y songer, et l'estomac ne les supporterait pas. Exceptionnellement cependant, dans le cas où l'accouchement se prolonge au delà des limites ordinaires, et que le médecin reconnaisse la nécessité de soutenir les forces de la parturiente, on pourrait lui donner, en petite quantité, du bouillon ou des potages légers. — Si, ce qui arrive plus fréquemment, elle a soif et demande à boire, on peut permettre quelques gorgées d'une infusion légère de tilleul, presque froide, et additionnée de quelques gouttes d'eau de fleurs d'oranger. Toutes les boissons excitantes doivent être défendues.

La toilette de la vulve devra être faite avec soin, ainsi que celle du vagin, au moyen de lavages et d'injections antiseptiques (eau bouillie, eau boriquée à 4 p. 100, ou mieux avec une solution de sublimé au 1/4000. Les injections vaginales sont surtout importantes dans les cas de vaginite blennorragique pour prévenir autant que possible l'ophtalmie purulente du nouveau-né. Dans ce cas c'est au sublimé qu'il faudra s'adresser.

On pourra employer la formule suivante :

℞ Sublimé. . . . . 0 gr. 25
   Acide tartrique. . . . . 1 gr.
   Solution de carmin d'indigo à
     5 p. 100. . . . . II gouttes.

M. s. a. en un paquet. En donner 20 semblables.

Faire dissoudre un de ces paquets dans un litre d'eau chaude.

Les injections et lavages vaginaux devront être faits toutes les heures et après chaque examen du médecin.

La femme en travail a été ainsi mise dans les conditions les plus favorables à la bonne terminaison de l'acte qui va s'accomplir; le rôle de l'hygiéniste cesse, celui de l'accoucheur commence.

CHAPITRE VI

HYGIÈNE DE L'ACCOUCHÉE

Les soins à donner à la femme qui vient d'accoucher, les précautions de propreté à prendre, les lavages antiseptiques, le régime alimentaire, le *décubitus*, etc., etc., sont minutieusement indiqués, heure par heure, et par écrit, dans un cahier *ad hoc*, par le médecin accoucheur ; nous n'empiéterons pas sur ses attributions : nous donnerons simplement aux personnes qui entourent l'accouchée le conseil de suivre rigoureusement ces instructions et de veiller avec le plus grand soin à ce que les gardes-malades les exécutent à la lettre et sans la plus légère modification.

Ce conseil est nécessaire : il arrive que certaines gardes-malades, soit par paresse, soit par insouciance, soit pour faire parade d'un savoir médical, qu'elles n'ont pas, basé, disent-elles sur une longue expérience, négligent les prescriptions du médecin, les traitent de minutieuses, de puériles, et ne les exécutent qu'en partie. Le devoir des proches parents de la femme qui vient d'accoucher est de tenir la main à l'observation stricte des instructions du médecin : ils doivent surveiller sa garde-malade, ne lui laisser aucune initiative, ne tolérer aucune modification dans l'exécution rigoureuse des ordres écrits, exiger que les lavages, injections ou toutes autres prescriptions soient exactement faits aux heures indiquées, et redoubler de vigilance pendant la nuit.

C'est en suivant ce conseil, en s'y conformant religieusement qu'on évitera, pour ainsi dire à coup sûr, les dangereuses suites des accouchements, hémorragies, fièvre puerpérale, péritonite, etc., etc.

Le grand acte accompli, l'accouchée aura grand besoin, et pendant longtemps, de calme et de repos. L'accès, généralement beaucoup trop facile, de sa chambre sera donc sévèrement interdit. On doit lui éviter les conversations, le bruit, les visites quelque courtes qu'elles puissent être, les émotions, même les plus douces. Nous insistons d'autant plus sur ce conseil que nous savons qu'il est souvent bien difficile de le suivre : les liens de parenté, les amitiés, les convenances même s'y opposent. Comment en effet empêcher les plus proches parentes, les amies intimes, de venir embrasser l'accouchée, la féliciter, lui parler de l'enfant et de son accouchement? Cela devrait être cependant, surtout pendant les premiers jours. Si des raisons de famille ne permettent pas de suivre rigoureusement nos recommandations, que du moins ces entrevues, ces visites soient courtes, rapides et très sagement espacées. Il faut, avant tout, que l'accouchée ne parle pas, ne pense pas, n'ait à répondre à personne, qu'elle se repose et qu'elle dorme dans le calme le plus absolu autour d'elle.

Pendant les premières heures qui suivront l'accouchement ce sommeil sera surveillé, dans la crainte d'une syncope ou d'une hémorragie ; mais cette surveillance doit être silencieuse, discrète, et ne troubler en rien ce sommeil dont la malade a le plus grand besoin.

Si, à ce premier réveil, l'accouchée demande à boire, ou à prendre quelque nourriture, on pourra lui donner un bouillon ou un consommé. Les boissons seront des infusions, celles qu'elle préférera : mais il faut les donner pas trop chaudes, plutôt tièdes, et en petite quantité.

Le régime alimentaire des premiers jours variera suivant que l'accouchée nourrit ou ne nourrit pas son enfant : on suivra, dans les deux cas, les instructions du médecin.

Les toilettes du visage et des mains seront faites au savon et à l'eau tiède, surtout en hi-ver, pour prévenir tout refroidissement.

Grâce à la précaution d'avoir arrangé ses cheveux d'une façon simple, mais assez solide, l'accouchée n'aura pas à se coiffer pendant la première semaine, ce qui lui évitera une grande fatigue.

Les lavages de la bouche et des dents avec une eau dentifrice quelconque ne seront pas oubliés, car ils sont importants; aussi doivent-ils être quotidiens.

Pour les toilettes vulvaires et vaginales, l'acide phénique aromatisé ou non avec de l'essence de thym remplacera le sublimé, suivant la formule suivante :

℞ Acide phénique. . . . . ⎱
Alcool . . . . ⎰ $\overline{aa}$ p. e.
Essence de thym, q. s. pour aromatiser.

Une cuillerée à soupe pour un litre d'eau chaude.

Le nombre de ces toilettes et injections sera fixé par l'accoucheur; généralement on fait une toilette vulvaire toutes les deux heures et une injection vaginale matin et soir.

CHAPITRE VII

HYGIÈNE DE LA MÉNOPAUSE
OU AGE CRITIQUE

Vers l'âge de cinquante ans, en moyenne, arrive, pour les femmes, une période difficile, dangereuse, souvent, que l'on a justement appelée : *l'âge critique.*

L'exactitude avec laquelle elles ont *vu* venir leurs règles cesse pour faire place, au contraire, à un dérangement complet de cette fonction mensuelle, à une grande irrégularité. La menstruation ne disparaît pas brusquement, mais les intervalles s'allongent : deux, trois mois se passent *sans rien voir*, puis les règles reviennent, pour ne reparaître qu'après un intervalle encore beaucoup plus long, jusqu'à ce qu'elles cessent absolument.

Ce changement, souvent très brusque, ne se fait pas sans que la santé de la femme en souffre plus ou moins, suivant sa constitution, son tempérament, son état général. Il faut donc que vers les approches de cette phase de son existence pénible à traverser, la femme se prépare, par une hygiène convenable, à supporter ce choc qui l'attend infailliblement.

Nous disons à dessein *par une hygiène convenable*, car nous donnons le conseil de s'abstenir avec soin de tous moyens médicaux, à moins qu'ils ne soient ordonnés par le médecin de la famille, qui seul peut juger de leur opportunité.

Ces moyens médicaux qui ont été successivement préconisés, tels que la saignée, les purgatifs, les toniques, etc., etc., ne peuvent être utiles que dans des cas particuliers de congestions, ou d'affaiblissement général. Pris sans discernement, sans avoir consulté le médecin, ils peuvent être des plus dangereux, et nous n'hésitons pas à les proscrire rigoureusement.

Nous ajouterons une recommandation importante, à savoir : lorsqu'à l'âge que nous avons indiqué, c'est-à-dire de quarante-cinq à cinquante ans, quelquefois plus tôt, les femmes constatent une première irrégularité de la fonction menstruelle, elles ne doivent pas chercher à faire revenir leurs règles par les moyens habituels : sinapismes sur les cuisses, bains de pieds, etc., etc.; il leur faut, au contraire, s'abstenir de toute manœuvre.

C'est uniquement dans une hygiène, sagement appropriée à leur constitution et à leur tempérament, qu'elles trouveront un auxiliaire puissant, qui les aidera à conjurer le danger qui approche, à franchir la passe difficile.

D'une manière générale, le régime alimentaire devra être substantiel, pour soutenir les forces, mais très doux : les excitants, de quelque nature qu'ils soient : mets fortement épicés, boissons alcooliques, en première ligne, seront sévèrement écartés. Nous conseillerons de s'abstenir également de tous les aliments dont la digestion laborieuse fatigue l'estomac, ainsi que des boissons qui, à un degré moindre que les liqueurs cependant, sont encore excitantes, telles que le café, les vins de dessert, le thé, etc. Si les personnes qui en ont l'habitude ne peuvent subitement les supprimer de leur alimentation, nous conseillerons du moins d'en user avec une grande modération.

Cette modération dans les excitants du régime alimentaire s'impose absolument aux femmes fortes, de tempérament sanguin, prédisposées à l'obésité qui, à ce moment de la suppression de leurs règles, sont précisément menacées de congestions. Pour elles la modération ne suffit pas, l'abstention de tout aliment excitant vaudrait beaucoup mieux. Il leur faut un régime dégraissé. Elles devront, pour la même raison, bien veiller à la régularité des garde-robes au moyen de laxatifs ou de purgatifs légers.

Le repos du corps et de l'esprit est absolument indispensable, et, pour éviter toute cause de congestion des organes génitaux internes (utérus, trompes, ovaires), il faut défendre les lavages ou bains de pieds à l'eau froide, ainsi que les injections vaginales froides.

Cette congestion de l'utérus et des annexes serait favorablement combattue par les purgatifs légers (Pullna, Hunyadi-Janos, Rubinat, Montmirail, poudre de rhubarbe, manne, etc.), les lavements, les eaux thermales salines et chlorurées sodiques.

L'excitation du système nerveux, les névralgies, les troubles psychiques seront traités par les bains tièdes à 30° C., qui auront en outre une action favorable sur les fonctions cutanées.

Les hémorragies de la ménopause seront arrêtées par les injections antiseptiques chaudes (eau boriquée à 3 p. 100) à 40° et au besoin par le tamponnement intra-vaginal avec de la gaze iodoformée (bande Auvard) et une potion à l'ergot de seigle (voir Médication hémostatique).

Ces hémorragies, si elles sont abondantes et fréquentes, laissent la femme dans un état d'anémie profonde qu'il faudra relever par des toniques (voir Médication tonique). Elles ébranlent en outre le système nerveux, et plongent les malades dans un marasme dont on a de la peine à les faire sortir et qui influe d'une manière fâcheuse sur leur état général déjà affaibli par le fait même de la perte de sang.

Enfin, quelques femmes sont atteintes, à ce moment, d'un prurit vulvaire qui est fort rebelle à la médication.

On conseillera les bains tièdes (30°) additionnés de 1 kilogramme de son en un petit sac, les lavages avec de l'eau aussi chaude que possible dans laquelle on mettra $0^{gr},25$ de sublimé par litre d'eau (voir Médication antiseptique); on interposera de la ouate entre les lèvres pour éviter leur frottement pendant la marche, après les avoir saupoudrées de poudre d'acide borique.

La modification dans le régime alimentaire

n'est pas la seule à conseiller. Il est d'autres excitants qu'il faut aussi éviter, tels que les veillées prolongées, les bals, les théâtres, etc. « Les femmes de la campagne, dit A. Stoltz, qui travaillent presque toujours à l'air libre et se reposent la nuit, traversent d'ordinaire la ménopause sans le moindre accident. »

C'est un exemple des meilleurs à suivre : nous engageons donc les femmes qui habitent les villes, quel que soit le rang qu'elles occupent dans la société, à agir de même. Un exercice modéré au grand air, la promenade en dehors des villes, coupée par de fréquents repos pour éviter la fatigue, favoriseront l'évolution qui s'opère chez elles.

Nous terminerons par un dernier conseil : la nature, par la suppression de la menstruation, indique aux femmes que leur rôle de génératrice est terminé, et par conséquent que leurs passions et leurs suites doivent leur être interdites. Elles feront sagement d'accepter, sans regrets, et sans regards en arrière, cette loi naturelle, quelque rigoureuse qu'elle puisse leur paraître. Les rapprochements sexuels, en effet, excitent violemment les nerfs, dérangent le travail qui se fait en elles, et peuvent ramener des pertes de sang considérables et par cela même très dangereuses. Il est donc de leur intérêt de s'abstenir de ces rapprochements, et de se faire, de cette abstention, une règle absolue de conduite. Si cependant cette abdication radicale de leur rôle de femme leur paraît trop rigoureuse et si, pour des motifs particuliers, elles ne peuvent s'y résigner, nous leur rappellerons qu'une très grande modération est indispensable, et que de leur continence dépend leur santé.

DEUXIÈME PARTIE

MÉDICATIONS GÉNÉRALES

Dans la deuxième partie de cet ouvrage nous nous occuperons des médications que le gynécologue a besoin de connaître. Le lecteur trouvera dans chacune de ces médications l'étude succincte des médicaments que nous employons le plus habituellement, leur formule et leurs antidotes.

Nous les avons rangés par ordre alphabétique afin de faciliter les recherches.

MÉDICATION ANALGÉSIQUE

Cette médication s'adresse à l'élément *douleur*. Ses principaux agents sont les hypnoti
ques, les narcotiques, les antispasmodiques,
les névrosthéniques et les révulsifs.

Le repos absolu est la première condition;
on lui associera :

L'*antipyrine*;

Le *chloral*;

Le *chloroforme*;

La *coca*;

La *cocaïne*;

L'*éther*;

Le *froid*;

L'*iodoforme*;

L'*opium* : codéine, morphine;

La *révulsion*.

Antipyrine. — Poudre blanche cristalline très soluble, saveur amère, inodore (Dyméthyloxyquinizine).

On donne ce médicament en cachets, par doses fractionnées, de 25 centigr. jusqu'à 6 grammes, en injection, en potion ou en lavement.

Cachets médicamenteux :

    Antipyrine. . . . . . . 0,25, 0,50,   1 gr.
    Bicarbonate de soude. 0,10, 0,20,   0,30

Injection :

    Antipyrine . . . .   5 grammes.
    Eau distillée 10   —
    La seringue contient 0gr,50 d'antipyrine.

Potion :

    Antipyrine . . . . 10 grammes.
    Sirop de menthe 30   —
    Eau distillée q. s. pour . . 150   —
    Chaque cuillerée à soupe renferme un gramme
                    de médicament.

Lavement :

    Antipyrine. . . . .   2 à 4 grammes.
    Jaune d'œuf . . . .   n° 1.
    Eau tiède (un verre) . . . 120 grammes.

Antidotes. — Vomitifs, révulsion, injections d'éther, glace sur le cœur.

Chloral. — Chloral hydraté. Très soluble dans l'eau, l'alcool, l'éther, le chloroforme.

Nous le prescrivons en potion, ou en lavement.

Potion :

    Chloral . . . .   3 à 4 grammes.
    Sirop de morphine. . .   20   —
    Eau distillée q. s. pour.   150   —

F. s. a. Prendre cette potion en deux ou trois fois à une heure d'intervalle, si l'insomnie ou les douleurs persistent, soit pure, soit dans du lait.

Lavement :

    Chloral . . . .   4 grammes.
    Jaune d'œuf . . . .   n° 1
    Lait (un verre). . . . . .   120 grammes.

Contre-indications. — Affections cardiaques.

Antidotes. — Vomitifs, révulsion, stimulation, massage, lavement d'un demi-litre de café fort, inhalations de nitrite d'amyle, respiration artificielle, injection hypodermique de 30 centigr. de la solution à 2 p. 100 de strychnine.

Chloroforme. — Anesthésique général par excellence; on peut le prescrire en potion sous forme d'eau chloroformée saturée.

> Eau chloroformée saturée. 150 grammes.
> Eau de menthe ou de fleurs
>   d'oranger   50   —
> Eau distillée. 100   —

F. s. a. En prendre une cuillerée à dessert toutes les demi-heures jusqu'à cessation des douleurs.

Antidotes.—Vomitifs, révulsion générale, café, inhalations de nitrite d'amyle; faire boire de l'eau dans laquelle on aura fait dissoudre du carbonate de soude.

Coca. — On emploie les feuilles sèches de l'érythroxylon coca du Pérou en infusion :

> Feuilles de coca . . . 5 à 10 grammes.
> Eau bouillante . . . . 1 litre.

Cocaïne. — La cocaïne est le principe actif de la coca : elle est peu soluble dans l'eau, mais l'alcool, l'éther, les huiles et la vaseline la dissolvent.

On la donne sous forme de chlorhydrate de cocaïne en solution, en injection, en pommade.

Solution forte :

> Chlorhydrate de cocaïne . .   1 gramme.
> Eau distillée.   20   —

En prendre IV à V gouttes dans une cuillerée
à soupe d'eau bouillie.

Injection :

> Chlorhydrate de cocaïne .   2 grammes.
> Eau distillée.   100   —

En injecter 5 à 6 seringues autour de la région malade
pour l'anesthésier.

On se sert aussi de cette solution pour badigeonnages de la muqueuse vulvaire, vaginale, etc.

Pommade :

> Cocaïne. . . . .   1 gramme.
> Vaseline.   30   —

Antidotes : révulsion générale, injection d'éther : respiration artificielle.

Éther (Éther sulfurique) — Liquide incolore, très soluble dans l'alcool en toutes proportions, dans l'eau (9 parties d'eau pour 1 partie d'éther) insoluble dans le chloroforme et la glycérine.

Très volatil, il sert comme anesthésique général et local.

Combustible, son usage nécessite de grandes précautions en présence du gaz d'éclairage ou des foyers allumés.

L'éther se prescrit en applications locales sous forme de pulvérisation, en capsules ou perles, en potion, en sirop et en injection.

Le mélange en parties égales d'éther et d'alcool se donne sous le nom de liqueur d'Hoffmann. (Codex.)

Potion :

Éther sulfurique . . . . \
Laudanum de Sydenham. | āā . X gouttes.
Julep gommeux . . . . . 120 grammes.

Une cuiller à café tous les quarts d'heure, puis toutes les demi-heures, enfin toutes les heures, à mesure que se calment les douleurs.

Injections d'éther avec la seringue de Pravaz (1 à 3 grammes).

Sirop d'éther (Codex) à 2°,5. La cuiller à soupe = 40 centigr. d'éther.

Pulvérisation d'éther avec l'appareil de Richardson.

Froid. — Compresses froides et glacées, recouvertes de taffetas gommé et changées toutes les heures; ou mieux, si cela est possible, vessie de caoutchouc dans laquelle on met de la glace concassée en morceaux de la grosseur d'une noisette.

Il faudra prendre la précaution d'interposer, entre le sac de glace et la région douloureuse sur laquelle on l'applique, une flanelle pliée en double pour éviter la congélation ou les escarres.

On changera la glace toutes les deux ou trois heures pour qu'il n'y ait pas d'intermittences de froid et de chaleur produites par la glace fondue qui se réchaufferait.

Iodoforme. — Anesthésique local en même temps que le meilleur des antiseptiques.

On saupoudrera les plaies douloureuses avec de l'iodoforme finement pulvérisé, et on obtiendra une légère atténuation de la douleur en même temps qu'une antisepsie absolue.

Opium. — Suc épaissi provenant des incisions faites aux capsules du *Papaver somniferum.*

Employé sous forme d'élixir parégorique (de 1 gramme à 10 grammes), d'extrait thébaïque (de 1 à 10 centigr.), de laudanum de Sydenham ou vin d'opium (V à XL gouttes), de poudre d'opium (5 à 20 centigr.), emplâtre (mouche d'opium).

Les alcaloïdes les plus employés sont : la codéine et la morphine.

Codéine. — Sirop de codéine, 120 grammes. De une à trois cuillerées à soupe dans le courant de la nuit, si l'insomnie et les douleurs persistent.

La cuiller à soupe contient 4 centigrammes de codéine.

Morphine. — Usitée sous forme de chlorhydrate de morphine, en injection et en sirop. Injection hypodermique :

Chlorhydrate de morphine .   0^{gr},10
Sulfate d'atropine. . . . .   0^{gr},01
Eau distillée de laurier-
    cerise. . . . .   10 grammes.

La seringue de **Pravaz** contient 1 centigramme de morphine et 1 milligramme d'atropine.

L'atropine, qui est incorporée à la solution, a pour but d'empêcher les vomissements que provoque parfois l'élimination de la morphine.

Sirop de chlorhydrate de morphine : comme

pour le sirop de codéine : de une à trois cuillerées à soupe dans le courant de la nuit.

La cuiller à soupe renferme 1 centigramme de morphine.

Antidotes. — Contre l'intoxication causée par la voie hypodermique ; stimulation générale, électricité, ammoniaque en inhalations, lavement d'un demi-litre de café fort et chaud, eau froide sur la tête et le visage, injection de 0,002 de sulfate d'atropine, à répéter au bout d'un quart d'heure, si besoin ; inhalations de nitrite d'amyle, respiration artificielle, massage.

Contre l'empoisonnement par le médicament pris par la bouche, la pompe stomacale, les vomitifs ou le lavage de l'estomac.

Il ne faut pas oublier que dans ces cas les vomissements sont difficiles à provoquer et il est préférable de s'adresser au lavage de l'estomac et à la stimulation générale.

Révulsifs : Badigeonnages de teinture d'iode (3 couches);

Sinapismes Rigollot ;

Cataplasmes sinapisés, c'est-à-dire cataplasmes de farine de graine de lin saupoudrés de farine de moutarde (les laisser en place de 5 à 10 minutes) ;

Ventouses scarifiées ;

Vésicatoires volants ;

Pointes de feu (avec le thermo-cautère du Dr Paquelin).

En faire de 10 à 20 sur la région douloureuse ; saupoudrer les escarres de poudre d'amidon pour calmer la douleur.

Pulvérisations de chlorure d'éthyle, sur la région douloureuse au moyen du siphon.

MÉDICATION EMMÉNAGOGUE

Régime tonique, viandes saignantes, vins généreux, promenades fréquentes, traitement moral (distractions, voyages).

La médication proprement dite comprend :

L'*absinthe*;

L'*apiol*;

L'*armoise*;

L'*électricité*;

Le *fer*;

L'*hydrothérapie*;

Les *purgatifs*;

Les *révulsifs*;

La *rue*;

La *sabine*;

Le *safran*.

Absinthe. — En infusion :

Feuilles d'absinthe. . . . . 5 grammes.
Eau bouillante. . . . . . . 1 litre.

Apiol. — Liquide huileux extrait du persil. Se donne en capsules gélatineuses.

Dose : deux capsules de 20 centigrammes par jour.

Armoise. — En infusion :

Feuilles d'armoise. . . . . 10 grammes.
Eau bouillante . . . . . . 1 litre.

Électricité. — Électricité faradique de la région lombaire à l'hypogastre.

Fer. — Combiné à l'acide arsénieux, le fer réduit par l'hydrogène est un excellent emménagogue chez les chlorotiques.

Fer réduit par l'hydrogène . . 2 centigr.
Acide arsénieux. . . . . . . 1 milligr.
Extrait de noyer. . . . . . . 5 centigr.

M. s. a. Pour une pilule. De une à quatre pilules avant chaque repas, par doses progressives.

Hydrothérapie. (Voir le Traité spécial.)

Purgatifs. — L'aloès en particulier.

Révulsifs. — Injection d'eau bouillie aussi chaude que possible ; Bains de siège ; Cataplasmes sinapisés sur le bas-ventre ; Sinapismes sur la face supéro-interne des cuisses ; Pédiluves sinapisés.

Rue. — En infusion. Parties employées : plante fleurie :

<pre>
Rue en poudre. . . . .   5 grammes.
Eau bouillante. . . . .   1 litre.
</pre>

Sabine. — En infusion : Parties employées : jeunes rameaux de la plante.

<pre>
Sabine en poudre. . . . . .   5 grammes.
Eau bouillante. . . . .   1 litre.
</pre>

Il est préférable d'associer la rue et la sabine :

Élixir emménagogue :

Essence de rue.	V gouttes.
Essence de sabine.	V gouttes.
Teinture de cannelle . . .	2 grammes.
Élixir de garus.	60 —

(BRÉAUDAT.)

A prendre dans les 24 heures.

Safran. — En infusion. Parties employées : stigmates du style :

Safran	2 grammes.
Eau bouillante.	1 litre.

MÉDICATION HÉMOSTATIQUE

La principale condition de cette médication est le repos et un calme absolu.

Les agents hémostatiques sont :

La *digitale;*

L'*eau chaude* (40 à 45°);

L'*eau de Léchelle;*

L'*ergot* avec son extrait (ergotine) et son alcaloïde (ergotinine);

Le *fer* (perchlorure de);

L'*hamamelis virginica;*

L'*hydrastis canadensis* et son alcaloïde (hydrastinine);

Le *tamponnement;*

Le *viburnum prunifolium.*

Digitale. (*Digitalis purpurea.*) — Parties employées : feuilles.

Teinture alcoolique de digitale, XV à XX gouttes à prendre dans un verre d'eau sucrée dans les vingt-quatre heures.

Eau chaude. — En injections : moitié eau bouillante, moitié eau froide.

La température doit être de 40 à 45°.

Eau de Léchelle. — *Ad libitum*, par cuillerées à soupe.

Ergot. (*Mycelium* du *claviceps purpurea.* Champignons.) — Le seigle ergoté n'est plus généralement employé.

On préfère l'extrait (ergotine) ou l'alcaloïde (ergotinine).

Ergotine. — Potion :

Ergotine Bonjean.	1	gramme.
Teinture de cannelle . . .	10	—
Sirop de ratanhia.	30	—
Eau distillée, q. s. pour. .	150	—

Une cuillerée à soupe trois fois par jour à jeun.

Injection hypodermique :

Ergotine Yvon; en injecter une seringue de Pravaz.

Ergotinine. — Injecter V à X gouttes d'ergotinine Tanret.

Fer (perchlorure de). — Posologie : à l'intérieur de 1 à 4 grammes dans une potion de 120 grammes.

XX gouttes de la solution officinale pèsent un gramme.

Hamamelis Virginica (Saxifragacées). — Parties employées : écorce et feuilles fraîches. XX à XXX gouttes de la teinture.

Hydrastis canadensis (Renonculacées). — Partie employée : racine.

XX à XXX gouttes de la teinture.

Ou son alcaloïde :

Hydrastinine.

Chlorhydrate d'hydrastinine. . . 0 gr. 50
Eau distillée. . . . . 1 gr. 47
Alcool à 95°. . . . . 5 gr. 20
Glycérine . . . . 3 gr. 33

(BRÉAUDAT.)

Une goutte de cette solution contient un milligramme de chlorhydrate d'hydrastinine.

Commencer par une goutte et augmenter progressivement jusqu'à 25 gouttes dans les vingt-quatre heures.

Ou en injection hypodermique :

Chlorhydrate d'hydrastinine. . . 0 gr. 50
Eau distillée. . . . . 6 cc.
Glycérine neutre à 30°. . . . . 4 cc.

(BRÉAUDAT.)

Une seringue de Pravaz contient cinq centigrammes de chlorhydrate d'hydrastinine.

Tamponnement. — Après injection préalable d'eau chaude, boriquée, phéniquée ou bouillie, au moyen de tampons d'ouate hydrophile ou mieux d'une bande à tamponnement intra-utérin (hémorragie utérine) si besoin, ou d'une bande à tamponnement intra-vaginal.

Le *modus operandi* du tamponnement est décrit dans le livre des Petites opérations.

Viburnum Prunifolium (Caprifoliacées). — Partie employée : écorce du tronc.

XX à C gouttes dans les vingt-quatre heures de la teinture au 1/2 : X gouttes toutes les heures dans un verre d'eau sucrée.

MÉDICATION ANTIDIARRHÉIQUE

Les agents de cette médication sont :
Albumine ;
Amidon ;
Bismuth (sous-nitrate de);
Chaux (eau de);
Coings ;
Lactique (acide);
Lait ;
Opium ;
Purgatifs ;
Salicylate de bismuth;
Salicylate de naphtol;
Tanin.

Albumine. — Eau albumineuse :

Blanc d'œuf . . . . n° 4.
Eau . . . . 1 litre.

Amidon. — En lavement :

Amidon . . . . 15 grammes.
Eau. 500   —

Bismuth (sous-nitrate). — En paquets de un gramme. En prendre deux avant chaque repas.
Ou en potion (Dujardin-Beaumetz) :

Sous-nitrate de bismuth. . 10 grammes.
Laudanum de Sydenham .   X gouttes.
Hydrolat de menthe. . . . 10 grammes.
Infusion de bistorte 70   —
Sirop de ratanhia. 30   —
F. s. a. Une potion à donner en trois fois.

Ou bien associé au diascordium :

Sous-nitrate de bismuth. $\Big\}$ ãã 5 grammes.
Electuaire diascordium .

Pour 20 bols à prendre dans la journée (Dujardin-Beaumetz).

Chaux (Eau de). — A l'intérieur : 10 grammes à 60 grammes.

En lavement :

    Eau de chaux. . . .   100 à 200 grammes.
    Laudanum de Sydenham. X à XX gouttes.

Coing (fruit du cognassier). — Partie employée : semence.

En sirop : 50 à 100 grammes.

En conserve.

Lactique (acide).

En potion :

    Acide lactique. . . . . .   10 grammes.
    Eau distillée . . . . . . 1 000   —

A prendre dans les vingt-quatre heures (HAYEM), si besoin (choléra) en prendre deux litres par jour.

Lait. — Régime lacté absolu (3 litres par jour).

Opium. — Suc épaissi provenant d'incisions faites aux capsules du pavot officinal.

1° Pilules d'extrait thébaïque à 5 centigrammes, une à deux par jour.

2° Pilules de cynoglosse opiacées du Codex, deux à quatre par jour.

3° Elixir parégorique du Codex. Dose : XII gouttes à 4 grammes.

4° Laudanum de Sydenham. XXXIII gouttes pèsent un gramme ; 4 grammes équivalent à 50 centigrammes d'opium brut.

Associé à l'éther sulfurique, il nous a toujours donné d'excellents résultats :

> Laudanum de Sydenham. X à XX gouttes.
> Éther sulfurique   X   —
> Julep gommeux . . . .   120 grammes.

F. s. a. Prendre cette potion par cuillerée à café tous les quarts d'heure, puis toutes les demi-heures, enfin toutes les heures, à mesure que se calme la diarrhée.

Posologie : de 50 centigrammes à 2 grammes.

Purgatifs. (Voir Médication purgative.)

Huile de ricin, 20 à 40 grammes.

Sulfate de magnésie, 30 à 45 grammes.

Sulfate de soude, 30 à 45 grammes.

Eau de Sedlitz (sulfate de soude), 2 grands verres.

Eau de Pullna, 2 grands verres.

Salicylate de bismuth

—   de naphtol.

Ils sont employés comme antiseptiques à la dose de 1 à 2 grammes par jour, associés ou non à l'opium :

>   Salicylate de bismuth.   0 gr. 25 à 0 gr. 50
>   Opium brut pulvérisé . . . . .   0 gr. 05

M. s. a. en un cachet. — De deux à quatre dans le courant de la journée. — Généralement un cachet avant chaque repas.

Ou :

>   Salicylate de naphtol. . . . . .   0 gr. 50
>   Bicarbonate de soude . . . . .   0 gr. 20

En un cachet. De un à trois par jour (un cachet avant chaque repas).

On associe de même le naphtol (antisepsie stomacale) ou le benzo-naphtol (antisepsie intestinale) :

Naphtol B. . . . . 0 gr. 25
Salicylate de bismuth . . . . . 0 gr. 10
Magnésie . . . . 0 gr. 10

M. s. a. en un cachet. — Un cachet avant chaque repas.

Ou :

Benzo-naphtol. . . . }
Salicylate de bismuth. } āā . . . 0 gr. 30
Magnésie calcinée . . }

M. s. a. en un cachet. — Un cachet avant chaque repas.

Tanin. — 2 grammes dans une potion gommeuse aromatisée.

MÉDICATION PURGATIVE

Le nombre des purgatifs est considérable; aussi ne donnerons-nous que ceux auxquels nous nous adressons le plus souvent :

Aloès;

Calomel;

Cascara sagrada;

Crème de tartre;

Eau-de-vie allemande;

Eaux purgatives;

Électricité;

Evonymine;

Glycérine;

Hydrothérapie;

Jalap;

Lavements;

Magnésie (carbonate de), (citrate de), (sulfate de);

Manne;

Mannite;

Massage;

Mercuriale;

Miel;

Moutarde;

Nerprun;

Pains laxatifs;

Pêcher;

Podophylle;

Poudres laxatives;

Pruneaux;

Régime alimentaire;

Ricin;

Rhubarbe;

Scammonée;

Séné;

Soude (sulfate de);

Soufre.

Aloès. — Suc extrait de plusieurs espèces d'aloès (Liliacées). Partie employée : suc épaissi des feuilles.

Avant le repas ou trois heures après, une ou deux pilules ou cachets d'aloès (20 centigrammes à 1 gramme).

Calomel. (Protochlorure de mercure.) — Dose : 10 centigrammes à 1 gramme.

En poudre (prises) ou en pilules du Codex à 10 centigrammes.

Ce purgatif est surtout employé chez l'enfant (2 centigrammes par chaque année d'âge).

Cascara sagrada. — Écorce du *Rhamnus Purshiana.*

En cachets de 25 centigrammes : un à trois par jour.

Crème de tartre. (Tartrate borico-potassique.)

Dose : 15 à 30 grammes.

Limonade à la crème de tartre soluble du

Codex (20 grammes pour un litre) à prendre par verres.

Eau-de-vie allemande. — Dose : 5 à 30 grammes.

Eaux purgatives.
Birmenstorff (Suisse), sulfatée magnésienne froide ;
Chatel-Guyon, chlorurée sodique ;
Carabaña, un verre à bordeaux ;
Hunyadi-Janos, sulfatée sodique, deux grands verres ;
Montmirail (Vaucluse), eau magnésienne, eau verte, de un à quatre grands verres ;
Pullna, sulfatée sodique et magnésienne ;
Rubinat, sulfatée sodique, un verre à bordeaux ;
Sedlitz, sulfatée magnésienne ;
Villacabras, sulfatée sodique.

Électricité. (Contre l'inertie intestinale ou de la paroi abdominale.)

Evonymine. — Variété brune de l'extrait hydro-alcoolique de l'*Evonymus atropurpureus*.

En pilules de 0,025 à 5 centigrammes. Dose : 5 à 15 centigrammes.

Glycérine. — En lavement : une à deux cuillers à soupe pour un lavement.

En suppositoires.

Hydrothérapie. — Contre la constipation des névropathes (voir le Traité spécial).

Jalap. — La racine de jalap entre dans la composition de l'eau-de-vie allemande, dont la formule est la suivante :

Jalap	80	grammes.
Turbith	10	—
Scammonée d'Alep	20	—
Alcool à 60°	960	—

(CODEX.)

De 10 à 40 grammes.

Lavements. — A l'eau bouillie pure, froide ou tiède.

A l'eau avec une ou deux cuillerées à soupe de glycérine, de miel, ou un peu de sel.

A l'huile, additionnée ou non de jaunes d'œufs ou de lait.

Magnésie. — On emploie ordinairement le citrate et le sulfate de magnésie. Le carbonate de magnésie est peu laxatif.

Le *citrate de magnésie* est la base de la limonade purgative du Codex que l'on aromatise ou non avec du sirop de groseilles.

Cette limonade contient, suivant la prescription, 30, 40 ou 50 grammes de sel.

Le *sulfate de magnésie* (sel de Sedlitz ou sel d'Epsom) est employé à la dose de 10 à 60 grammes.

Il forme l'eau de Sedlitz artificielle du Codex.

Manne. — Suc concret extrait du *Fraxinus Ornus* et du *Fraxinus Ornus Rotundifolia* (Oléacées).

Deux sortes : manne en larmes, manne en sorte.

Purgatif doux, usité surtout dans la médecine des enfants.

Dose : 40 à 100 grammes dans du lait.

Son principe actif est le sucre de manne ou mannite.

Mannite. — Purgatif moins actif que la manne.

Dose : 10 à 20 grammes dans un julep gommeux de 120 grammes, aromatisé avec de l'alcoolat de citron.

Massage. — Méthode de Thûr-Brandt.

Mercuriale annuelle. (Euphorbiacées.) — *Mercurialis annua.*

En lavement :

20 grammes pour 1 000 grammes d'eau.

Ou :

Mellite (miel de mercuriale) : 100 grammes pour un lavement de 400 grammes.

Miel (Provient de l'*Apis Mellifera*, Hymenoptères). — Le plus employé est le miel de Narbonne, pour l'usage interne.

Pour les lavements on se servira du gros miel ou miel de Bretagne. 120 grammes pour un lavement.

Moutarde blanche. (Crucifères.) — En graines.

Dose : une demi-cuillerée à bouche à chaque repas.

Nerprun. (*Rhamnus catharticus.* Rhamnées.) — Parties employées : baies, écorce.

En sirop : 40 à 50 grammes dans une tasse de thé.

On l'associe généralement à l'eau-de-vie allemande.

Pains laxatifs. — Pains de son, de seigle, d'orge.

Pêcher. — Médecine des enfants. En sirop : 10 à 60 grammes.

Podophyllin (résine de podophylle).

De 1 à 5 centigrammes en pilules :

Podophyllin. . . . . 0 gr. 03
Extrait de belladone. . . . . 0 gr. 01

(Ferrand.)

Poudres laxatives. — Celle que nous employons le plus souvent est celle dont la formule a été donnée par le professeur Dujardin-Beaumetz.

℞ Follicules de Séné, passés
  à l'alcool, en poudre. . } āā.   6 gr.
  Soufre sublimé. . . . . .)

  Fenouil en poudre. . . . . } āā.   3 gr.
  Anis étoilé en poudre. . .)

  Crème de tartre pulvérisée . . .   2 gr.
  Réglisse en poudre. . . . . . .   8 —
  Sucre en poudre. . . . .   25 —

M. s. a. une cuiller à café, à dessert ou à soupe dans un verre d'eau, le soir, en se couchant.

Pruneaux (*Prunus domestica*, Rosacées).

De 50 à 200 grammes.

A recommander comme aliments.

En conserve.

En tisane : 60 grammes pour un litre d'eau.

Régime alimentaire. — Légumes verts, fruits crus ou cuits, pain de seigle ou de son, usage du cidre comme boisson ; régime lacté.

Ricin (Huile de). — 15 à 30 grammes en capsules ou en émulsion.

Rhubarbe (*Rheum rhaponticum*, Polygonacée). — Partie employée : tige, souche.

En poudre : 1 à 4 grammes.

Scammonée. — Suc concret de la racine du *Convolvulus Scammonia* (Convolvulacées).

Entre dans la composition de l'eau-de-vie allemande (voir Jalap).

Séné. — Parties employées : folioles de plusieurs espèces de Cassia.

Fait partie de la poudre laxative (voir Poudre laxative, p. 116).

En lavement :

Folliculcs de séné . . . .   15 grammes.
Sulfate de soude.   15   —
Eau bouillante.   500   —

Soude (sulfate de). — Sel de Glauber.

Dose : 15 à 60 grammes (eau de Pullna arti-ficielle).

En lavement purgatif :

Sulfate de soude. . . . .   30 grammes.
Eau bouillante.   500   —

Ou associé au séné (voir Séné).

Soufre. — Purgatif à haute dose de 8 à 16 grammes.

Associé au miel en parties égales.

MÉDICATION TONIQUE

Cette médication a pour but de relever les forces de l'organisme débilité par une longue maladie (néoplasmes, suppurations interminables), ou une hémorragie abondante.

Ses agents sont nombreux :

Alcool ;

Arsenic :

    Acide arsénieux,

    Arsénite de potasse,

    Arséniate de soude ;

Coca ;

Fer :

    Carbonate de fer,

    Lactate de fer,

    Fer réduit ;

Kola ;
Injections séquardiennes ;
Morue (huile de foie de) ;
Noix vomique ;
Oxygène (ballons d'),
Quinquina ;
Sang ;
Soude (*hypophosphite de*)
Todd (potion de).

Alcool (voir Todd, page 128).

Arsenic. — Ce métal n'est employé qu'à l'état de combinaison.

Acide arsénieux. — La solution d'acide arsénieux, dans la proportion de un gramme pour un litre d'eau, constitue la *liqueur de Boudin.*

L'acide arsénieux entre dans la composition des granules de Dioscoride du Codex.

Dosés à un milligramme de principe actif, on en prescrit de cinq à dix par jour.

Associé au fer, l'acide arsénieux est souvent employé par nous et nous a toujours donné d'excellents et prompts résultats :

Acide arsénieux. . . . . . .   0 gr. 001
Fer réduit par l'hydrogène.   0 gr. 02
Extrait de noyer. . . . . .   0 gr. 05

Pour une pilule.

On commence par deux pilules avant chaque repas et on augmente tous les jours d'une pilule, jusqu'à ce qu'on en prenne quatre avant chaque repas. A partir de ce moment le traitement est continué sans augmenter cette dose, jusqu'à ce qu'il ait duré quinze jours.

Arsénite de potasse ou *liqueur de Fowler* (solution au 1/100). Médicament très actif que nous prescrivons à doses progressives.

Commencer par deux gouttes avant chaque repas et augmenter journellement d'une goutte jusqu'à ce qu'on en prenne huit avant le déjeuner, sept avant le dîner. Diminuer, à partir de ce moment, d'une goutte tous les jours, pour revenir à deux gouttes avant chaque repas et cesser.

Le traitement dure 23 jours.

Arséniate de soude. — En solution à 5 centigrammes pour 30 grammes d'eau, il forme la *liqueur de Pearson.*

Médicament moins actif que le précédent, car un gramme d'arséniate de soude ne correspond qu'à 32 centigrammes d'acide arsénieux.

On prescrit habituellement :

> Arséniate de soude .   0 gr. 05 à 0 gr. 10
> Eau distillée. . . . .   300 grammes.

Une cuillerée à café au milieu des repas.

Posologie : 0,002 à 0,010 milligrammes.

Antidotes. — Pompe stomacale ; vomitifs; lavage de l'estomac avec du thé; magnésie *ad libitum,* en abondance; fer dialysé (30 grammes, à répéter); sesquioxyde de fer, à volonté, dans de l'eau chaude; huile commune ou de noix; boissons mucilagineuses (albumineuse, orge, graine de lin); stimulants, alcool, chaleur; injection de morphine.

Coca. *Erythroxylum Coca* (Erythroxylées). — On emploie les feuilles.

Vin de coca du Codex :

> Teinture de coca. . . . . 100 gr.
> Vin de Frontignan ou de Malaga. 900 —
> Un verre à bordeaux avant le repas.

Fer. — Eaux ferrugineuses (Bussang, Orezza, Couzan).

Carbonate de fer (pilules de Blaud et Vallet), du Codex : deux à dix par jour.

Lactate de fer : en dragées de 5 centigrammes, de une à six par jour.

Fer réduit : associé à l'acide arsénieux (voir Acide arsénieux).

Kola (noix de) (*Cola acuminata*. Malvacées). Partie employée : graine.

En vin (voir plus loin Vin de quinquina).

Injections séquardiennes. — La théorie
émise par Brown-Séquard (1er juin 1889), au sujet
de la valeur nutritive des injections hypodermiques de liquides organiques, a ouvert une
nouvelle voie d'expérimentation à la thérapeutique.

Dans l'état actuel de la science, on ne peut
encore, dans les cas de neurasthénie, de cancer
et de cachexie, affirmer la valeur réelle de
cette médication, qui semble cependant avoir
donné quelques résultats curatifs dans les essais
des expérimentateurs.

Nous nous bornerons à citer les liquides
employés : testiculaire, pancréatique, de la
substance grise, thyroïdien, musculaire, de la
cérébrale, rénal, des capsules surrénales, de la
rate et de la moelle des os.

Ces liquides sont enfermés dans des ampoules
qui, les mettant à l'abri de l'air, en assurent
la parfaite conservation.

On se sert, pour les injecter, de la seringue
de Pravaz que l'on aura eu soin de stériliser

avec une solution phéniquée à 2 p. 100, ou de la seringue stérilisable du professeur Debove à aiguille de platine iridié.

La dose moyenne à injecter est de 3 centimètres cubes ; il suffit de briser l'extrémité de l'ampoule en verre et d'y puiser le liquide.

On prendra la précaution de chasser l'air de la seringue.

Les lieux d'élection des piqûres sont : la paroi abdominale, la région lombaire, les parois latérales du tronc, les fesses, l'espace inter-scapulaire, en un mot, les régions où le tissu cellulaire est lâche et dilatable (fesses).

Si l'injection sous-cutanée est douloureuse, il faut la faire intra-musculaire et enfoncer l'aiguille tout entière perpendiculairement à la peau.

Quand on se sert de la seringue de Pravaz pour injecter 3 centimètres cubes, il suffit, pour remplir la seringue à nouveau, de la retirer, en laissant l'aiguille en place, pour faire au même endroit les trois injections nécessaires (la seringue de Pravaz ne contenant qu'un centimètre cube de liquide).

La peau aura été stérilisée préalablement au moyen d'un lavage à l'eau phéniquée forte (5 p. 100).

La dose moyenne à injecter est de 3 centimètres cubes (contenance d'une ampoule) tous les jours ou tous les deux jours.

Morue (huile de foie de). — 3 espèces : blanche, blonde, brune. La blonde est préférable.

Par cuillerées à soupe, de 1 à 5 et plus par jour.

Noix vomique (*Loganiacées*) (Semence du *Strychnos nux vomica*).

En teinture, associée ou non à la liqueur de Fowler, en parties égales : cinq à six gouttes avant chaque repas pendant douze à quinze jours.

Posologie : de 50 centigrammes à 2 grammes.

Ou :

Gouttes amères de Baumé (Codex) : de une à huit gouttes dans un peu d'eau avant chaque repas.

Oxygène (ballons d') : en inhalation.

Quinquina.

Base de tous les vins toniques.

Avant chaque repas, prendre un verre à madère du vin suivant :

Biphosphate de chaux	10 gr.
Phosphate de soude	10 —
— de potasse.	10 —
Feuilles de coca	10 --
Noix de kola.	20 —
Quinquina gris.	20 —
Sirop d'écorces d'orange amère .	80 —
Vin de Malaga, q. s. pour un flacon d'un lit.	

Ou :

Extrait mou de quinquina. . . .	25 gr.
Alcoolat de mélisse.	25 gr.
Vin de Bordeaux.	1 litre.

(Bréaudat.)

Sang. — Viandes saignantes ou viande crue de mouton.

Soude (hypophosphite de).
En solution :

Hypophosphite de soude	10 gr.
Eau distillée	300 —

La cuiller à soupe contient 50 centigrammes d'hypophosphite de soude.

Une cuiller à soupe avant chaque repas.

Todd (potion de) :

Eau-de-vie.	40 grammes.
Sirop simple.	30 —
Teinture de cannelle. . .	10 —
Eau distillée.	75 —

A prendre dans la journée.

MÉDICATION ANTIPYRÉTIQUE

Dirigée contre l'élément *fièvre*, cette médication a pour agents les antithermiques.

Les antithermiques que nous employons sont :

L'*aconit ;*

L'*alcool ;*

L'*antipyrine ;*

La *digitale ;*

La *phénacétine ;*

Le *quinine* (sulfate de) ;

La *réfrigération ;*

Le *salicylique* (acide).

Aconit (*aconitum napellus*, Renonculacées). — Parties employées : racine, feuilles.

Alcoolature de racines d'aconit : V à XXX gouttes dans les vingt-quatre heures dans un verre d'eau sucrée.

Alcool. — Soit en potion de Todd (voir Médication tonique, page 128), soit en grogs.

Prendre de une à quatre cuillerées à soupe d'eau-de-vie vieille ou de cognac dans de l'eau sucrée, dans le courant de la journée.

Antipyrine. — De 25 centigrammes à 3 grammes. En cachets ordinairement.

Si l'estomac est intolérant, l'associer au bicarbonate de soude :

Antipyrine. . . . . . . 0 gr. 25, 0 gr. 50, 1 gr.
Bicarbonate de soude.   0 gr. 10, 0 gr. 20, 0 gr. 50.

En un cachet.

Digitale. — Teinture alcoolique de digitale : X à XL gouttes par vingt-quatre heures dans un verre d'eau sucrée.

Phénacétine. — De 20 centigrammes à 1 gramme. En cachets médicamenteux.

Quinine. — Cet alcaloïde du quinquina est le plus employé des fébrifuges. Nous prescrivons généralement le *sulfate de quinine.*

SULFATE DE QUININE. — De 25 centigrammes à 2 grammes, en cachets, que l'on doit prendre régulièrement matin et soir, à des heures fixes, soit 8 heures du matin et 5 heures du soir.

On peut l'associer à l'antipyrine, à doses moindres, l'action de ces deux médicaments semble être augmentée par leur mélange.

Sulfate de quinine. . . }
Antipyrine . . . . . . } $\overline{aa}$. . 0 gr. 25

En un cachet. En prendre un matin et soir.

L'intolérance de ce médicament est caractérisée par des bourdonnements d'oreille, une surdité passagère et des douleurs d'estomac.

Si l'ingestion du médicament est impossible, on peut donner le sulfate de quinine, suivant

une des formules suivantes, en injection hypodermique :

Sulfate de quinine . . . .   1 gr. 50
Acide sulfurique. . . . .   X gouttes.
Eau distillée. . . . . . .   16 grammes.

ou :

Sulfate de quinine. . . .   1 gramme.
Acide tartrique. . . . . .   0 gr. 50
Eau distillée. . . . . . .   10 grammes.

Au lieu du sulfate de quinine, on peut mettre
le *bromhydrate de quinine*, suivant la même
formule.

Si l'on emploie le chlorhydrate de quinine,
on formulera ainsi :

Chlorhydrate de quinine neutre.   4 gr.
Eau distillée. . . . .   8 —

La seringue de Pravaz contient 50 centigrammes de chlorhydrate de quinine.

Réfrigération. — Bains, lotions, lavements.
Bains. — Quand le thermomètre marque 39°

ou plus (température rectale prise toutes les trois heures, jour et nuit), bain à 20° pendant un quart d'heure.

On aura soin de faire au commencement, au milieu et à la fin du bain, une affusion d'eau à 15° sur la nuque; l'eau sera versée très lentement.

La malade, pendant le bain, boira un verre d'eau.

Le bain terminé, la malade sera mise dans un drap sec avec lequel on l'essuiera; elle sera peu couverte, de façon à ce qu'elle ressente quelques frissonnements cutanés.

On prendra, vingt minutes après le bain, la température rectale : elle doit être abaissée de 0°,8 à 1°, sinon la température du bain suivant sera de 18° ou 15° au lieu de 20°, jusqu'à ce qu'on obtienne la défervescence.

Lotions. — Au moyen d'une grosse éponge imbibée d'eau de la chambre additionnée de quelques gouttes d'alcool (eau de Cologne) ou de vinaigre. Envelopper ensuite la malade dans un drap ou une couverture de laine où elle se réchauffera.

Enveloppement dans le drap mouillé. Mettre la malade dans un drap mouillé, que l'on remplacera par un drap sec.

Lavements. — Eau fraîche à la température de la chambre.

Salicylique (acide). — De 1 à 4 grammes. En cachets.

Dose moyenne : 2 grammes.

MÉDICATION ANTI-BLENNORRAGIQUE ET ANTI-SYPHILITIQUE

1° Blennorragie. — Nous n'aurons en vue dans cet ouvrage que la vulvo-vaginite blennorragique, c'est-à-dire l'inflammation de la vulve et du vagin due au gonocoque de Neisser.

Bains. — Simples.

Amidonnés.

Amidon : 200 grammes, à délayer dans 2 litres d'eau que l'on mélangera lentement à l'eau du bain en agitant.

A prendre tous les jours et d'une heure de durée avec introduction ou non d'un spéculum grillagé.

Appliquer ensuite sur la vulve une compresse

trempée dans de l'eau boriquée à 4 p. 100 re-
couverte d'un taffetas gommé.

Injections vaginales matin et soir au moyen
d'une des solutions suivantes :

Soit alun ou tannin. .   1 cuill. à soupe par litre d'eau.
Soit coaltar saponiné.   Émulsion au 1/5.
Soit sulfate de cuivre.   20 grammes par litre.
Soit sublimé. . . . .   au 1/2000.

Mettre dans un litre d'eau deux des paquets
suivants :

Sublimé. . . . .   0 gr. 25
Acide tartrique . . . . .   1 gramme
Solution de carmin d'in-
    digo à 5 p. 100. . . . .   II gouttes.
           Pour un paquet.

Soit permanganate de potasse : 1 gramme
pour un litre.

Suppositoires. — Après chaque injection, introduction d'un des suppositoires suivants :

Tannin . . . .   4 grammes.
Glycérine   1   —
Beurre de cacao, q. s. pour un suppositoire
           vaginal.

Faire garder le décubitus dorsal pendant deux heures pour empêcher l'expulsion du suppositoire.

Tampons. — Quand l'inflammation vaginale est calmée, et lorsque la malade peut les supporter, introduire dans le vagin, au moyen du spéculum chauffé et enduit de vaseline boriquée au 3/100, un tampon d'ouate hydrophile après insufflation sur le col et le vagin d'un mélange de poudre d'acide borique, de tannin et mieux d'iodoforme, si l'odeur est tolérée par la malade.

Traitement général.

Salol. — A l'intérieur en cachets de 1 gramme. De un à trois cachets par jour. Surveiller les urines, et cesser l'emploi du salol, dès qu'elles deviennent brunes.

Suppression de l'alcool, du thé, du café, des aliments épicés, des salaisons, du gibier faisandé, des truffes et des asperges; pas de fatigues, de veilles, de marches prolongées; purgatifs légers tous les deux jours.

2° Syphilis. — Les deux agents principaux de la médication anti-syphilitique sont : le mercure, l'iodure de potassium.

Mercure. — Le mercure sera donné, si le traitement par le tube digestif est possible, sous forme de liqueur de Van Swieten.

        Bichlorure de mercure . .   1 gramme.
        Alcool à 80°. 100   —
        Eau distillée. 900   —

Chaque cuillerée à soupe renferme 15 milligrammes de bichlorure de mercure.

De une à deux cuillerées à soupe par jour dans du lait, un quart d'heure avant le repas, y ajouter ou non, suivant la tolérance de l'estomac, X à XXX gouttes d'élixir parégorique du Codex; ou en pilules :

Formule de Ricord :

        Proto-iodure d'hydrargyre. |
        Thridace. . . . . | āā.   3 gr.
        Extrait thébaïque. . . . .   1 —
        Conserve de roses . . . .   6 —

M. s. a. pour 60 pilules. De une à deux par jour. Chaque pilule contient 5 centigrammes de protoiodure.

Formule de Vidal :

Bichlorure d'hydrargyre. 0 gr. 01
Extrait thébaïque. . . . 0 gr. 005 à 0 gr. 01
Mie de pain. . . . . . . q. s. pour une pilule.
      De 2 à 3 par jour.

Il faudra recommander de faire soigner les dents, si elles présentent des traces de carie, et de frictionner les gencives plusieurs fois par jour avec le mélange suivant :

Poudre de quinquina. . . 30 grammes.
Poudre de ratanhia . . . 10   —

Laver ensuite la bouche avec la solution suivante :

Chlorate de potasse . . . 4 grammes.
Eau. 100   —

Si le traitement par le tube digestif n'est pas possible, il faudra employer le mercure sous forme de frictions ou d'injections hypodermiques, de bains, flanelles mercurielles, emplâtres.

Frictions. — Au moyen d'onguent napoli-

tain (parties égales de mercure et d'axonge ben-
zoïnée), de 3 à 6 grammes par jour.

Injections hypodermiques. — Rejeter, suivant
le conseil de M. Brocq, les préparations mercurielles insolubles et s'adresser aux préparations mercurielles solubles.

Peptone ammonique mercurique de Delpech :

Bichlorure d'hydrargyre. . . 10 grammes.
Peptone sèche . . . . ⎱
Chlorhydrate d'ammoniaque. ⎰ āā 15 gr.

Mettre 1 gramme de cette solution dans :

Glycérine . . . . 5 grammes.
Eau distillée. . . . . . . 25 —

Chaque seringue de Pravaz contient 8 milligrammes environ de bichlorure de mercure.

En injecter, suivant la gravité des cas, de
une demi-seringue à une seringue. Si l'injection est douloureuse, y ajouter du chlorhydrate
de morphine ou de cocaïne.

L'injection doit être faite profondément et
après lavage antiseptique de la peau.

Bains. — Bains de sublimé.

Bichlorure de mercure. . .	10 à 20 gr.
Alcool à 90°.	50 gr.
Eau distillée.	200 —

Pour un grand bain ordinaire dans une baignoire de bois ou de fonte émaillée.

Flanelles mercurielles. — Procédé Vigier. A mettre autour de soi ou sous son oreiller pendant le sommeil.

Emplâtres. — Emplâtre de Quinquaud. En appliquer de larges bandes.

Iodure de potassium. — En solution, de 1 à 3 grammes et même 6 grammes par jour, dans du lait à jeun, soit aux repas dans de l'eau de Vichy (au commencement, au milieu ou à la fin) :

Iodure de potassium . . .	10 grammes.
Eau distillée.	150 —

La cuiller à soupe contient 1 gramme d'iodure. Si l'intolérance est très grande, y ajouter du sirop diacode (40 grammes).

Pour relever les forces de l'économie, on s'adressera à la Médication tonique (voir p. 119).

MÉDICATION ANTISEPTIQUE

Sous ce titre nous ferons rentrer les antiseptiques dont nous nous servons soit pour les pansements, soit pour les injections vaginales.

Ce sont :

Acide borique;

Acide phénique;

Bichlorure de mercure;

Créosote;

Iodoforme;

Glycérine;

Salol;

Tanin.

Nous avons pensé qu'il serait intéressant de connaître le pouvoir antiseptique de chacun de ces agents.

Voici, d'après le tableau de Miquel, la quantité de chacune de ces substances nécessaire pour stériliser un litre de bouillon.

Nous les nommerons dans l'ordre de leur puissance antiseptique.

Extrêmement antisept. :	Bichlor. d'hydrargyre.	0,07
Très fortement —	Iodoforme.	0,70
Fortement — {	Acide phénique . .	3,20
	Tanin	4,50
Modérément —	Acide borique . . .	7,50
Très peu —	Glycérine	225 »

Acide borique. — En poudre, pour insufflation ou pansement d'une plaie superficielle de peu d'importance.

En solution : à 3 et 4 p. 100.

Faire dissoudre la valeur d'une cuillerée à soupe de poudre d'acide borique dans un litre d'eau chaude, ou deux cuillerées à soupe d'acide borique cristallisé pour un litre d'eau chaude.

En pommade : vaseline boriquée à 3 p. 100.

Acide phénique. — Suivant la formule ci-après :

Acide phénique. . }
Alcool ou glycérine. } $\overline{aa}$. Parties égales.
Essence de thym.   q. s. pour aromatiser.

Une cuillerée à soupe de ce mélange par litre
d'eau chaude.

La solution ainsi obtenue est de 1 p. 100
environ (solution faible).

On aura une solution forte en mettant deux
et trois cuillerées à soupe de cette préparation
dans un litre d'eau chaude (instruments, lavages
des mains).

Bichlorure de mercure. — Sublimé.

Soit en liqueur de Van Swieten.

La cuiller à soupe contient 15 milligrammes
de sublimé.

Soit en paquets :

Bichlorure de mercure . .   0 gr. 25
Acide tartrique.. . . . .   1 gramme.
Solution de carmin d'in-
    digo à 5 p. 100. . . . .   II gouttes.

En un paquet pour un litre d'eau chaude (injections
vaginales, lavages des mains).

II.   10

Créosote. — En solution pour badigeonnage (ectropion du col) :

Créosote. . . . . \
Alcool. . . . . } āā. P. E.
Glycérine . . . . /

Iodoforme. — Le meilleur des antiseptiques pulvérulents, comme le sublimé est le meilleur des antiseptiques liquides. Son odeur désagréable et longtemps persistante est le seul obstacle à son emploi.

En insufflation sur le col qui présente de l'ectropion, sur les plaies chirurgicales (laparotomie, périnéoréaphie) et sur les plaies de mauvaise nature (chancres, etc.).

Sous forme de gaze iodoformée (tamponnement intra-utérin, intra-vaginal).

En pommade : vaseline iodoformée de 5 à 20 p. 100.

Glycérine. — Pour pansement des ectropions du col au moyen de tampons d'ouate hydrophile.

Salol (Salicylate de phényl). — En poudre pour insufflation sur l'ectropion du col.

Tanin. — En poudre pour insufflation sur l'ectropion du col. Ordinairement nous associons l'iodoforme au salol et au tanin, ou le salol à l'acide borique et au tanin.

MÉDICATION PARASITICIDE

Dirigée contre les parasites qui occupent soit les voies digestives (tænias, oxyures, lombrics), soit la surface cutanée ou muqueuse (pediculi, trichomonas vaginalis, oïdium albicans), cette médication comprend les anthelmintiques, les purgatifs et les antiseptiques.

Ce sont, par ordre alphabétique :

Absinthe;

Calomel;

Fougère mâle ;

Glycérine;

Grenadier;

Mercure :

  Onguent napolitain,

  Sublimé;

Mousse de Corse ;
Pelletiérine ;
Pétrole ;
Santonine ;
Sel ;
Sucre ;
Vaseline ;
Vinaigre.

Absinthe. — En lavement : 5 à 20 grammes.
Contre les oxyures.

Calomel (voir Fougère mâle).

Fougère mâle. — En extrait (contre le
tænia).

Après diète lactée la veille au soir et lavement simple le matin, donner seize des pilules
suivantes en vingt minutes :

Extrait éthéré de fougère mâle.	8 gr.
Calomel.	0 gr. 80.

(CRÉQUY.)

Pour une capsule.

Une heure après, prendre 30 grammes d'huile de ricin.

Faire aller le malade à la garde-robe sur un vase plein d'eau tiède pour que le ver ne se brise pas.

Glycérine pure. — En lavement : 50 à 100 grammes.

Contre les oxyures.

Grenadier. *Punica granatum* (Myrtacées). — En macération (apozème tænifuge du Codex), pendant 6 heures :

Écorce fraîche de racine
de grenadier. . . . . . 60 grammes.
Eau. . . . . 750 —

A prendre en trois fois à une demi-heure d'intervalle.

Une heure après, donner 30 grammes d'huile de ricin.

Mercure. — Contre les pediculi pubis.

Onctions sur le pubis avec de l'onguent napolitain.

Lavages du pubis avec du sublimé (liqueur de Van Swieten); ne pas essuyer ensuite.

Lavage de la vulve et du vagin avec une solution chaude de sublimé au 1/4000 contre le trichomonas vaginalis et l'oïdium albicans.

Mousse de Corse. *Gigartina Helminthocorton* (Algues). — Contre les lombrics :

De 3 à 5 grammes dans une tasse de lait chaud et sucré.

Pelletiérine (alcaloïde de la racine du grenadier). Employé avec succès contre le tænia :

       Sulfate de pelletiérine
          et d'iso-pelletiérine. 0 gr. 35 à 0 gr. 40
       Tanin. . . . . 1 gr. à 1 gr. 50
       Sirop simple. . . . . q. s.
                      (BÉRANGER-FÉRAUD.)
    Ou :
       Sulfate de pelletiérine et d'iso-
          pelletiérine . . . . 0 gr. 30
       Tanin. . . . . 0 gr. 50
       Sirop simple . . . . q. s.
                      (DUJARDIN-BEAUMETZ.)

Dix minutes après un grand verre d'eau ;
trois quarts d'heure après, donner :

Eau-de-vie allemande . .   30 grammes.

Ou huile de ricin (30 grammes) ou infusion
de séné.

La veille, diète lactée.

Mêmes précautions à prendre que pour l'administration de la fougère mâle (voir p. 149).

Pétrole. — Contre les pediculi pubis ; pour
lotions sur le pubis ; ne pas essuyer ensuite.

Santonine. — Principe actif du semen con-
tra : de 5 à 25 centigrammes (Oxyures).

En dragées, contenant de 1 à 2 centigrammes
1/2 de santonine ou en tablettes du Codex ;
chaque tablette contient : 1 centigramme de
santonine.

L'administration de la santonine amène parfois la teinte jaune des urines et de la xan-
thopsie.

Sel. — (Oxyures.)
En lavement :

Sel marin . . . . 30 grammes.
Eau. . . . . 300 —

Sucre. — (Oxyures.)
En lavement : eau fortement sucrée.

Vaseline. — Contre les pediculi pubis.
En onctions sur le pubis, pour détruire les lentes.

Vinaigre. — Contre les oxyures.
En lavements d'eau vinaigrée.

TROISIÈME PARTIE

THÉRAPEUTIQUE DES MALADIES

SUSCEPTIBLES DE MODIFIER

L'ÉTAT DU SYSTÈME GÉNITAL

Nons avons pensé qu'il serait utile d'ajouter un chapitre relatif aux maladies qu'il importe au gynécologue de connaître. Les maladies générales, tuberculose, diabète, etc., ont en effet un retentissement considérable sur les affections de l'appareil génital, dont la marche, le pronostic, le diagnostic, le traitement, dépendent souvent de l'état général ou de la diathèse. L'amélioration, la guérison de cette

diathèse amèneront l'amélioration, la guérison
de l'affection génitale locale. De même l'apparition de telle ou telle affection génitale locale
aggravera le pronostic de telle ou telle maladie
générale.

ALBUMINURIE

L'albuminurie peut dépendre de la puerpéralité (A. *puerpérale*) ou d'une maladie telle que la néphrite aiguë et la néphrite chronique (mal de Bright).

La médication dirigée contre l'albuminurie, a pour agents : les diurétiques, les purgatifs et les diaphorétiques.

Accouchement provoqué;

Bains;

Chloral;

Digitale;

Lait;

Laxatifs;

Révulsifs;

Saignée.

Accouchement provoqué. — Manœuvre exceptionnelle (éclampsie.)

Bains. — Les bains prolongés (3/4 d'heure à 1 heure) répétés tous les jours ou tous les deux jours.

Chloral. — (Éclampsie).
En potion, 1 à 3 grammes.

Chloral	1 à 3 gr.
Sirop de morphine. . . .	20 grammes.
Eau distillée.	q. s. pour 150 gr.

En lavement (moyen préférable) :

Chloral	4 grammes.
Jaune d'œuf	n° 1.
Lait.	un verre.

Digitale. — 10 à 20 centigrammes de poudre de feuilles en macération. (Mal de Bright, urémie.)

Lait. — Le régime lacté absolu constitue le meilleur traitement.

De un à trois litres de lait par jour coupé ou non avec de l'eau de Vichy (Célestins); de l'eau de chaux ou de l'eau de Vals, froide, glacée, aromatisée ou non de kirsch ou de cognac.

Laxatifs. — Eau d'Hunyadi-Janos;
De Montmirail;
De Carabaña;
De Rubinat;
De Pullna.
Lavements froids.

Révulsifs. — Cataplasmes sinapisés;
Sinapismes;
Pointes de feu;
Ventouses sèches ou scarifiées sur la région lombaire.

Saignée.—Manœuvre exceptionnelle (éclampsie).

ARTHRITISME, RHUMATISME, GOUTTE

L'arthritisme se manifeste par des affections cutanées de la vulve (eczéma, psoriasis) et des douleurs *rhumatismales*.

Rhumatisme chronique.

Médication arsenicale : Liqueur de Fowler, de IV à XV gouttes par jour. (Voir Médication tonique, page 121.)

Médication iodée. — Teinture d'iode, de V à VI gouttes à chaque repas : augmenter progressivement jusqu'à XXX gouttes (dose maxima) :

Iodure de potassium : 0 gr. 50 à 1 gr.

Iodure de sodium : 0 gr. 50 à 1 gr.

A continuer longtemps.

Médication tonique. (Voir médication tonique
page 119.) — Fer;
Huile de foie de morue;
Quinquina.
Médication thermale. — Bains de Saint-Amand;
De boue (Dax);
De sable chaud;
Bains sulfureux (Aix, Barèges).
Médication révulsive. (Nous y ferons rentrer
le massage et l'électricité.)
Pointes de feu;
Vésicatoires.

Rhumatisme aigu. — Repos absolu au lit;
Immobilité des articulations;
Badigeonnages de l'articulation douloureuse
avec du laudanum;
Enveloppement dans la ouate;
Alimentation : lait, bouillon;
Boissons : tisane de bourrache; limonade au
citron, eau alcaline (4 à 5 grammes de bicarbo-
nate de soude par litre d'eau;

Salicylate de soude, de 4 à 6 et 8 grammes, diminuer progressivement après la cessation de la fièvre et des douleurs pour que l'administration de ce médicament soit faite pendant une quinzaine de jours environ.

En cachets.

En solution :

>   Salicylate de soude. . . .   4 à 8 gr.
>   Cognac . . . .   20 grammes.
>   Julep gommeux. . . . . . .   q. s. pour 120 gr.

Antipyrine. — De 1 à 3 grammes.

Goutte. — Enveloppement ouaté ;

Boissons délayantes et diurétiques ; queues de cerises ; bicarbonate de soude (2 à 3 grammes) ;

Diète relative ;

Lavement s'il y a de la constipation ;

Sulfonal (1 à 2 grammes).

Contre l'accès (l'intégrité du cœur et des reins ayant été reconnue) :

Salicylate de soude (2 à 6 grammes par doses progressives) ;

Colchique : en vin (4 ou 5 grammes).

En teinture (XX à XXX gouttes).

Ou :

Teinture de colchique. . .
Alcoolat. de racines d'aconit.
Teinture de julep composée.
Teinture de quinine . . . . $\bar{a}\bar{a}$.   10 gr.

XXX gouttes de ce mélange à prendre le matin, à midi et le soir dans un verre de tisane de frêne.

(Dujardin-Beaumetz.)

MALADIES ORGANIQUES DU CŒUR

Les maladies organiques du cœur prédisposent la femme aux métrorragies et sont fâcheusement influencées par la grossesse. Le traitement est différent suivant que l'affection cardiaque est aortique ou mitrale.

1° *Traitement des affections aortiques.*

Arsenic : liqueur de Fowler, pendant dix jours par mois ;

Iodure de potassium, pendant les vingt autres jours du mois (1 à 2 grammes par jour).

Révulsifs : cautères à demeure ;

Pointes de feu ;

Vésicatoires volants répétés.

Contre les palpitations : bromure de potassium.

Contre la dyspnée : morphine (chlorydrate de) en injections sous-cutanées ;

Oxygène (ballons d') pour inhalations ;

Ventouses sèches et scarifiées.

Contre la douleur : morphine (chlorhydrate de) en injections sous-cutanées ;

Nitrite d'amyle (ampoules de) pour inhalations.

Contre l'affaiblissement du muscle cardiaque : digitale, en macération ; 10 à 30 centigrammes pendant 5 ou 6 jours.

2° *Traitement des affections mitrales compensées.* — Traitement hygiénique : régime alimentaire (proscrire les mets épicés, les boissons alcooliques, le thé, le café) ;

Éviter toute fatigue, toute émotion ;

Permettre les bains tièdes (défendre l'hydrothérapie, les cures thermales) ;

Appliquer rigoureusement l'axiome de Peter : fille, pas de mariage ; femme, pas de grossesse ; mère, pas d'allaitement. (DELPEUCH.)

COLIQUES : HÉPATIQUE, NÉPHRÉTIQUE

Ces coliques peuvent causer une erreur de diagnostic, (ovarite aiguë).

1° Colique hépatique. — Morphine (chlorhydrate de), en injection sous-cutanée de un centigramme, associé à un milligramme de sulfate d'atropine, pour une seringue, suivant la formule suivante :

> Chlorhydrate de morphine. . .   0 gr. 10
> Sulfate d'atropine. . . . . . .   0 gr. 01
> Eau distillée de laurier-cerise. 10 gr.

Révulsifs : Sinapismes ;
Lavements calmants : chloral : laudauum ;
Chloroforme en inhalations ;
Bains chauds ;
Glycérine (FERRAND), 20 à 30 grammes.

2º Colique néphrétique. —Morphine (chlorhydrate de) en injections sous-cutanées (1 à 2 centigrammes);

Lavements calmants (chloral, laudanum);

Bains tièdes;

Eaux minérales (Contrexéville, Vittel, Evian).

Rein mobile. — Nous ferons rentrer parmi les coliques néphrétiques les douleurs produites par le rein mobile, qui peut, comme elles, simuler une ovarite et égarer le diagnostic.

Éviter la fatigue, les chutes, les efforts;

Réduction du rein mobile que l'on maintiendra dans sa loge au moyen d'appareils contentifs (ceintures à pelote);

Intervention chirurgicale; néphrectomie; néphrorraphie.

DIABÈTE

La médication dirigée contre le diabète se résume pour ainsi dire tout entière dans le traitement hygiénique.

Le traitement pharmaceutique est secondaire.

Traitement alimentaire. — Suppression absolue du sucre, de tous les aliments sucrés, des féculents ;

Remplacer le sucre par la glycérine ou la saccharine ;

Défendre les vins mousseux et sucrés ;

Ne permettre en fait de boissons alcooliques que les vins de Bourgogne et de Bordeaux ;

Autoriser le café et le thé, le lait (en petite quantité) ;

Recommander de boire beaucoup d'eau, d'éviter toute fatigue physique et morale, de veiller aux soins de la peau (deux bains par semaine, frictions sèches ou alcoolisées), à l'antisepsie de la bouche, à la liberté du ventre.

Traitement pharmaceutique.

Alcalins;

Antinervins;

Arsenic;

Lithine (carbonate de);

Opium;

Toniques.

Alcalins.

Bicarbonate de soude;

Eau de Vichy, cure thermale;

Eau de Royat, de la Bourboule.

Antinervins.

Antipyrine (2 à 3 grammes);

Bromures (2 à 4 grammes);

Quinine [sulfate de] (20 à 60 centigrammes).

Arsenic.

Liqueur de Fowler (de III à IV gouttes dans un demi-verre d'eau de seltz; y ajouter 1 gramme de carbonate de lithine — à chaque repas).

Lithine (carbonate de). — Avant chaque repas prendre 1 gramme de carbonate de lithine dans un demi-verre d'eau de seltz; y ajouter de III à IV gouttes de liqueur de Fowler.

Opium. — Indications : soif trop exagérée;
Appétit vorace;
L'associer ou non à la belladone (opium, 4 centigrammes; belladone, 2 centigrammes).

Toniques. — Fer;
Kola;
Quinquina;
Noix vomique.
(Voir, pour les formules de ces médicaments, Médication tonique, page 19.)

MALADIES DE L'ESTOMAC

Quelques-unes des maladies de l'estomac, telles que la **dilatation** en particulier, sont très fréquentes chez les femmes.

Le traitement consiste surtout dans le régime alimentaire.

Suppression en grande partie des boissons et des aliments liquides, des potages, des graisses, des féculents et de la mie de pain.

Le Traitement médical comprend :

L'*Acide chlorhydrique* (4 grammes pour un litre d'eau), un demi-verre de cette solution après chaque repas, ou :

Acide chlorhydrique . . . XII gouttes.
Sirop de limons. . . . . 20 grammes.
Eau distillée. . . . . . . q. s. pour 150 gr.
F. s. a. Une cuillerée à soupe de cette potion après chaque repas.

Gouttes de Baumé (V à VI gouttes avant chaque repas);

Teinture de noix vomique (IV à VI gouttes avant chaque repas).

Antiseptiques : naphtol β;

Salicylate de naphtol, en cachets de 50 centigrammes, deux par jour.

Calmants : Bicarbonate de soude (50 centigrammes à 1 gramme) en cachets;

Craie préparée en cachets de 25 centigrammes;

Eau chloroformée.

Révulsifs : Sur la région stomacale : petits vésicatoires volants,

Pointes de feu,

Sinapismes,

Laxatifs,

Lavage de l'estomac, avec de l'eau alcaline (bicarbonate de soude);

Suppression de la cause : émotions morales, préoccupations d'affaires, surmenage intellectuel;

Hydrothérapie; douches écossaises; frictions alcooliques;

Climat des montagnes.

Dyspepsie. — La dyspepsie accompagne souvent les métrites chroniques, les salpingites chroniques.

Elle revêt deux formes : l'hypochlorhydrie, l'hyperchlorhydrie.

1° *Hypochlorhydrie.* — Même traitement que pour la dilatation de l'estomac avec laquelle elle coïncide ordinairement.

2° *Hyperchlorhydrie.* — Régime alimentaire : suppression des mets épicés, des boissons alcooliques ;

Alcalins ; bicarbonate de soude (de 5 à 25 grammes), associé à la magnésie calcinée et la craie préparée ;

Lavage de l'estomac (eau bicarbonatée).

Gastralgie. — La *gastralgie* est fréquemment occasionnée par une affection utérine.

Révulsifs : vésicatoires morphinés ;
pointes de feu ;

Cocaïne (*chlorhydrate de*), IV à V gouttes de la solution au 1/20 dans une cuillerée à soupe d'eau bouillie;

Eau chloroformée;

Éther — en perles; en sirop;

Hydrothérapie;

Poudres inertes : magnésie décarbonatée; craie préparée :

Magnésie.	ãã.	0 gr. 10
Craie préparée.		
Opium brut pulvérisé		0 gr. 01

M. s. a. En un cachet. En prendre un avant chaque repas.

HYSTÉRIE

La médication qui s'adresse à l'hystérie comprend :

L'isolement dans un établissement spécial;

La suggestion à l'état de veille;

L'hydrothérapie : Bains tièdes et prolongés,
Douches écossaises,
Douches froides (15 secondes),
Drap mouillé,
Lotions froides,
Stations thermales (Néris, La Malou, Plom-
bières);

L'Électricité : courants continus,
Électricité statique;

Les Exercices : Gymnastique,
Massage.

Traitement pharmaceutique :

Antipyrine (1 à 3 grammes);

Bromures, soit seuls (1 à 4 grammes), soit associés (BROMIDIA);

Opium ; injections de chlorhydrate de morphine ;

Sulfonal (1 à 2 grammes le soir en se couchant);

Valériane. (*Valeriana officinalis*, Valérianées); valérianate d'ammoniaque.

Acide valérianique. . . .	3 grammes.
Carbonate d'ammoniaque.	q. s. pour saturer.
Extrait alcoolique de valériane	2 grammes.
Eau.	q. s.

2 à 3 cuillerées à café.

(Formule PIERLOT.)

MALADIES DE L'INTESTIN ET DU PÉRITOINE

On comprendra facilement que l'inflammation des organes génitaux internes (ovaire, trompe, utérus) gagne les organes voisins, l'intestin, le péritoine (rupture d'un kyste de l'ovaire).

Entérite aiguë; chronique.

1º *Aiguë.* — Purgatifs salins;

Alimentation légère ou diète aqueuse absolue au besoin (eau albumineuse et cognac) pendant 24 à 48 heures, puis diète lactée;

Antiseptiques : naphtol,

Benzo-naphtol,

Salicylate de bismuth;

Lavements boriqués;

Opiacés : laudanum,

Morphine (chlorhydrate de) en injections hypodermiques.

2° *Chronique.* — Régime alimentaire : régime
lacté absolu : puis œufs, viande crue, poudre
de viande ;

Antiseptiques : benzo-naphtol.

Salol.	
Benzo-naphtol..	āā. . 0 gr. 30
Magnésie.	

En un cachet.

(Dujardin-Beaumetz.)

Lavements boriqués ;

Saison thermale (Plombières).

Péritonite. — Si la péritonite dépend d'un
kyste de l'ovaire, intervention chirurgicale.

Traitement médical. — Opium : extrait d'opium
(20 à 30 centigrammes par jour);

Lait glacé ;

Antiseptiques intestinaux, benzo-naphtol ;

Immobilisation du ventre : couche de collo-
dion ; pansement ouaté et bandage de corps ;

Vessie de glace sur la région épigastrique.

MIGRAINE

La **Migraine** est dans bien des cas sous la dépendance d'une affection utérine (troubles de la menstruation).

Antipyrine (en cachets de 25 à 50 centigrammes et 1 gramme),

En solution (voir Médication analgésique, p. 82);

Exalgine (20 à 60 centigrammes);

Phénacétine (50 centigrammes à 2 grammes);

Électricité;

Révulsion.

Migraine dépendant d'une diathèse :

Alcalins, salicylate de soude (arthritisme);

Arsenic (herpétisme);

Fer, hydrothérapie (anémie).

SCROFULE

Hygiène et toniques.

Hygiène. — Air, lumière, chaleur;

Séjour au bord de la mer (Manche);

Alimentation tonique très abondante;

Exercices journaliers; gymnastique;

Massage;

Soins de la peau : bains, frictions sèches, hydrothérapie.

Toniques (voir Médication tonique, page 119). Nous les énumérons suivant leur efficacité.

Huile de foie de morue (80 à 120 grammes par jour, c'est-à-dire de 8 à 12 cuillerées à soupe).

Comme l'huile de foie de morue est rarement tolérée pendant la saison d'été, on la remplacera à ce moment par les préparations iodées :

Iode ;

Iodure de fer. — En sirop : une cuillerée à bouche avant chaque repas.

Iodure de potassium ;

Iodure de sodium ;

Teinture d'iode ;

Arsenic ;

Fer ;

Sodium (chlorure de), bains de mer ;

Soufre (eaux de Barèges, Cauterets).

TUBERCULOSE

L'Hygiène est la base du traitement : la première indication est de réveiller l'appétit, s'il est nul ou diminué.

Alimentation : viande crue (de 100 à 300 gr.) ; jus de viande ; poudres de viande pour gavage ; peptones en lavement nutritif :

Lait.	⎫ āā. .	100	grammes.
Bouillon.	⎭		
Peptones.		5	—
Rhum.		30	—
Laudanum.		X	gouttes.

Lait cru, bouilli, fermenté (Kéfir, koumys) ;
Gavage au moyen du tube Faucher ;
Huile de foie de morue (de 6 à 8 cuillerées à soupe par jour, par doses progressives) ;

Glycérine (30 à 40 grammes);

Chlorure de sodium, en condiment aux repas sous forme d'eau minérale (la Bourboule, un verre et demi à deux verres);

Arsenic : eau de la Bourboule;

Granules de Dioscoride (4 à 5);

Liqueur de Fowler (X à XII gouttes);

Soude (arséniate de) (10 à 15 milligrammes);

Alcool (20 à 30 grammes par jour);

Café;

Thé;

Kola;

Coca;

Tanin : de 2 à 5 grammes en cachets,

   En pilules,

   En vin médicamenteux :

Tanin à l'alcool.	10 grammes.
Alcool.	25 —
Glycérine	75 —
Vin de Banyuls.	400 —

Un verre à bordeaux après chaque repas.

Hypophosphite de soude (1 à 2 grammes) en solution :

> Hypophosphite de soude .   10 grammes.
> Eau distillée.   300   —

En prendre une à deux cuillerées à soupe avant chaque repas dans un peu de vin.

Traitement hygiénique : alimentation suffisante ;

Air pur, nuit et jour ;

Stations hivernales (Hyères, Menton, Alger, Pau, Amélie-les-Bains, Canigou [Pyrénées-Orientales]) ;

Climat des montagnes ;

Soins de la peau : frictions alcooliques.

Traitement des symptômes.

Fièvre (voir Médication antipyrétique, p. 129).

> Soit acide salicylique. .   1 à 2 grammes.
> — antipyrine. . . . .   1 à 3   —
> — sulfate de quinine .   1 à 2   —

Sueurs. — Agaric blanc (champignon : *Bo-*

letus officinalis) (25 centigrammes à 1 gramme) en poudre ou en pilules ;

Atropine (sulfate d') en granule de un demi-milligramme. Commencer par un granule, le soir, et augmenter, en cas de besoin, jusqu'à trois granules.

Toux (tuberculose pulmonaire). — Opium (voir Médication analgésique) : *extrait thébaïque* en pilules ; *laudanum de Sydenham ; sirops de codéine, de morphine ; injection hypodermique de chlorhydrate de morphine ;*

Alcoolature de racines d'aconit :

Alcoolature de racines d'aconit	XX à XXX gouttes.
Eau de laurier-cerise. . .	10 grammes.
Sirop de codéine.	30 —
Julep gommeux	q. s. pour 150 gr.

F. s. a. En prendre une cuillerée à soupe toutes les deux heures, à jeun.

Révulsifs. — Badigeonnages de teinture d'iode

sur le devant de la poitrine et sur le dos, alternativement;

Pointes de feu;

Ventouses sèches;

Vésicatoires volants (de 5 à 6 centimètres).

Expectoration. — *Créosote de goudron de hêtre* (produit de la distillation du goudron de hêtre).

En pilules :

Créosote de goudron de hêtre. 0 gr. 05
Savon amygdalin. . . .   q. s. pour une pilule.

En faire 40 semblables. Prendre deux de ces pilules avant chaque repas.

En vin médicamenteux :

Créosote de goudron de hêtre. .   3 gr.
Alcool. . . . . 100 —
Sirop de sucre. . . . . 100 —
Vin de Banyuls. . . . . 100 —

En prendre une cuillerée à soupe, matin, midi et soir, à la fin du repas, dans un verre d'eau édulcorée avec du sirop de groseilles.

Ou :

Créosote. . . . .   10 grammes.
Alcool à 80°.   300   —
Sirop de Tolu.   500   —
Sirop de gentiane. . . .   200   —
   Une cuillerée à soupe matin et soir.

Ou huile de foie de morue créosotée :

Huile de foie de morue. .   500 grammes.
Créos. de goudron de hêtre.   10   —
La cuillerée à soupe contient 25 cent. — De une à deux
par jour.

Gaïacol (principe constituant de la créosote de
hêtre) en injections sous-cutanées :

Gaïacol pur. . . . .   2 gr. 50
Iodoforme. . . . .   0 gr. 50
Huile d'olive stérilisée.) ₐₐ. q. s. pour 50 cc.
Vaseline. . . . .)
2 ou 3 centimètres cubes en injection chaque jour.

Hémoptysie.—Immobilité et silence absolu ;
Endroit frais ;
Tête relevée ;
Aliments froids ;

Glace pilée.

Révulsifs : Sac de glace pendant 5 minutes sur les grandes lèvres (Gros. DAREMBERG);

Opium (voir p. 89);

Ergot (voir Médication hémostatique, p. 98).

Térébenthine, en capsules, en sirop (30 à 60 gr.).

Méthode vomitive : Ipéca (2 à 4 grammes en une heure, TROUSSEAU);

Tartre stibié (20 à 30 centigrammes dans un julep gommeux) : une cuillerée à soupe toutes les deux heures.

Vomissements : alimentation forcée;

Chlorhydrate de cocaïne (IV à V gouttes de la solution au 1/20 dans une cuillerée à soupe d'eau bouillie.

Chlorhydrate de morphine, en injections hypodermiques;

Eau chloroformée :

Eau chloroformée saturée.	150 grammes.
Eau de menthe.	30 —
Eau distillée.	120 —

Par cuillerée à bouche.

Lavage de l'estomac ;

Laudanum :

> Laudanum de Sydenham. ⎫
> Éther sulfurique . . . . ⎭ āā. X gouttes.
> Julep gommeux . . . . . 120 grammes.

Par cuillerée à café tous les quarts d'heure, puis toutes les demi-heures, enfin toutes les heures à mesure que se calment les vomissements.

Révulsifs : sur la région épigastrique : pointes de feu ;

Pulvérisation d'éther ;

Sinapismes ;

Vésicatoires volants.

Diarrhée. — Antiseptiques (voir Médication anti-diarrhéique) : *naphtol β, salicylate de bismuth :*

> Naphtol β. . . . . 0 gr. 75
> Salicylate de bismuth . . . . . 0 gr. 25
> En un cachet. En prendre un matin et soir.

Salol, associé ou non au salicylate de bismuth (50 centigr. à 1 gramme) ;

Sous-nitrate de bismuth (1 à 4 grammes)

Créosote : lavements créosotés (de 1 à 3 grammes par lavement) ;

Opium : laudanum ; pilules d'extrait thébaïque.

MALADIE DES VAISSEAUX

La thrombose et les varices dépendent : la première bien souvent du cancer utérin, les secondes de l'état gravidique.

Thrombose. — Repos absolu ;
Alimentation tonique ;
Laxatifs légers ;
Soins de la peau, propreté excessive.

Varices. — Repos absolu dans la position horizontale ;
Laxatifs légers ;
Bains tièdes ;
Compression très modérée : bas élastiques ; supprimer les jarretières que l'on remplacera par les jarretelles.

Varices vulvaires. — Même traitement·
compression au moyen d'un tampon de ouate
maintenu entre les lèvres au moyen d'un bandage en T.

Varices anales (hémorroïdes). — Laxatifs
légers ;

Bains de siège tous les soirs ;

Lavement froid (un quart) ;

Suppositoires calmants :

Cocaïne. . . . . } āā. . 0 gr. 05
Extrait de belladone. . }
Beurre de cacao. . . . . q. s.

M. s. a. Pour un suppositoire.

Dilatation anale lente, au moyen des bougies
de Hégar ;

Excision au bistouri.

M

N

Naphtol, 107, 172, 177. 189.
Naphtol (benzo-). 107, 177. 178.
Naphtol (salicylate de), 102, 105, 172.
Narcotiques, 82.
Néphrectomie, 167.
Néphrétique (colique), 166, 167.
Néphrite aiguë, 157.
Nephrite chronique, 157.
Néphrorraphie, 167.
Néris, 175.
Nerprun, 109. 115.
Névralgies, 77.
Nevrosthéniques, 82.
Nitrite d'amyle, 85, 91, 165.
Noix vomique, 120. 126, 170, 172.

O

Oïdium albicans, 148, 151.
Onguent napolitain, 139, 148, 150.
Opium, 82, 89, 102, 105, 106, 169, 170. 176, 178, 188. 190.
Ovaire, 177.
Ovarite, 166, 167.
Oxygène, 120, 127, 165.
Oxyures, 148.149, 150, 152,153.

P

Pains laxatifs, 109, 115.
Palpitations, 164.
Parasites, 12, 148.
Pau, 181.
Pearson (liqueur de), 122.
Pêcher. 109, 115.
Pediculi pubis, 150, 152, 153.
Pédiluves, 95.
Pelletierine, 149, 151.
Peptones, 182.
Peptone ammonique mercurique, 140.
Perchlorure de fer, 97, 99.
Peritoine (maladies du), 177.
Péritonite, 178.
Permanganate de potasse, 136.
Pétrole, 149, 152.
Phénacétine, 129, 131, 179.
Phénique (acide), 143, 144.
Phtisie pulmonaire et grossesse, 35.
Plombières, 175. 178.
Podophylle, 109, 116.
Podophyllin, 116.
Pointes de feu, 92, 159, 161, 164. 172, 173, 186, 189.
Pompe stomacale, 91, 122.
Potasse (arsénite de), 119, 121.
Potasse (chlorate de). 139.

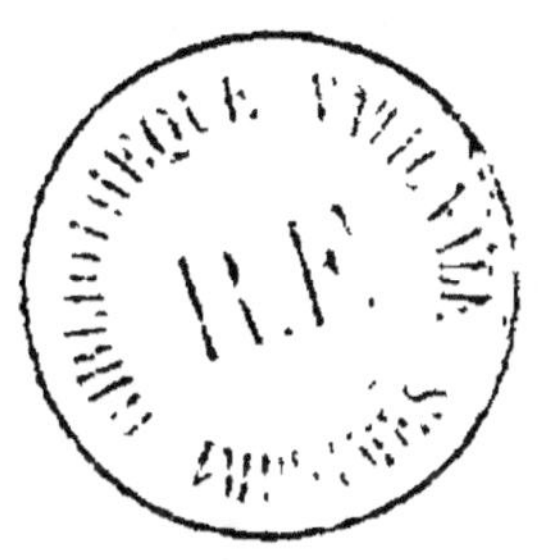

TABLE DES MATIÈRES

TROISIÈME PARTIE

THÉRAPEUTIQUE DES MALADIES

SUSCEPTIBLES DE MODIFIER L'ÉTAT DU SYSTÈME GÉNITAL. 155

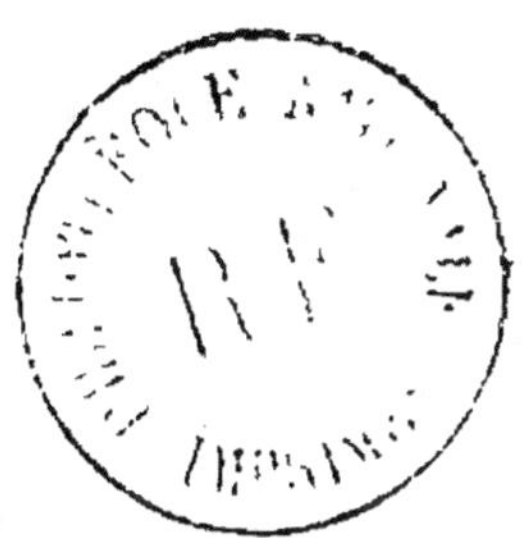